U0278129

现代健康长寿之路

资深主任医师带你破解长寿密码

朱诗家 朱昕 著

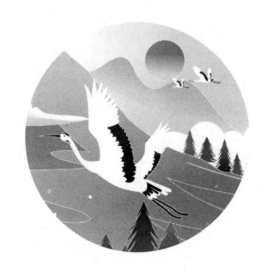

华夏出版社
HUAXIA PUBLISHING HOUSE

前　言

健康是人生最宝贵的财富，失去健康，拥有再多的身外之物也是徒然。当你一帆风顺辉煌了，一定要有个好身体，才能享受人生，健康长寿；当你一事无成落魄了，仍要有个好身体，才能卧薪尝胆，东山再起。因此健康是关键。

历史上，司马懿的过人之处是他的好身体。曹操死了，他健康地活着；曹操的儿子——曹丕死了，他健康地活着；曹操的孙子——曹叡死了，他还是健康地活着，活生生地熬死了曹操、曹丕、曹叡魏氏"三祖"。虽然他心机深沉又心性多疑，也打不过诸葛亮，但还是让三国尽归晋。因此，一个人的成功，虽有目标、理想、金钱、人脉，没有好身体，不行！健康才是打败对手的秘密武器。所以说，世界是你们的，也是我们的，但归根结底是属于那些身体好的、活得最久的人，得健康者得天下。

成功有很多种，其中长寿是难度系数最大的一种。三皇五帝，名臣悍将，摆得平天下，却搞不定长生之术。历史上，在二战时期最牛的三大国家元首斯大林、罗斯福与丘吉尔，联手干掉了法西斯，最后却败给了脑卒中。

21 世纪是长寿时代，有哲人说"人活不到一百岁全是自己的错"。"度百岁乃去"并非遥不可及。长寿重要，更重要的是既健康又长寿，"无病到天年"才是人们理想的追求。

本书围绕健康长寿这一主题，进行了比较深入的探讨。它有很强的科学性、知识性、欣赏性，最主要的还是实用性。本书向您介绍健康的新知识、新理念，助您评估自己的健康状况，掌握健康长寿的诀窍。

希望本书对您的健康长寿有所裨益，并能得到您的垂爱。谨祝您及家人健康长寿！

作者
2019 年 5 月于北京

目 录
contents

第一章　健康与长寿的基础知识

古往今来，上至帝王将相，下至平民百姓，都追求健康长寿，不断探索长寿的秘诀。因此了解、掌握有关健康与长寿的基础知识是人们的必修课。

健康长寿，不仅仅是为了个人，更是关乎人类社会的发展进步和繁荣昌盛。利己、利家、益社会、强国家。

长寿是一种多因素共同影响下的结果，是涉及众多学科的一项复杂的系统工程。

一、人的生命周期的不同阶段

0 ~ 35 岁为人体功能的活跃期，身体的组织器官从开始发育至完善，各方面功能总的趋势是积极上升的，所以称健康期。

36 ~ 45 岁人的生理功能从峰顶开始下滑，部分器官开始衰退，比如动脉硬化开始形成，所以这一时期为疾病的形成期。

46 ~ 55 岁为生命的高危期，这个年龄段是事业有成的黄金时期，但同时也是家庭负担最重，健康处于长期透支的阶段。这个时期人际交往频繁，社会应酬多，烟熏酒煎，膏粱厚味，体内环境逐渐被"污染"，高血脂、高血糖、动脉硬化等许多"富贵病"也接踵而来。很多人自恃年富力强，忽视保健，也未及时进行健康体检，有些疾病一经查出已到晚期，错过了最佳治疗时机。一些英年早逝的悲剧，大多发生在这个时期，故称之为人生旅途中的"沼泽地"。

56 ~ 65 岁为安全过渡期。65 岁以后如果没有明显器质性改变，反倒是相对安全期。

二、不同年龄段的健康观

（一）20～39岁

1. 不可放纵。年轻时养成的生活习惯将直接影响年老后的身体健康状况。良好的饮食和锻炼习惯会让人终身受益。

2. 积极应对生活压力。面对压力时，不能靠酗酒、暴饮暴食等方式来缓解，最好通过有氧锻炼（如跑步、骑车、瑜伽等）和冥想等方式减压。

3. 保持正常体重、保护听力。

（二）40～59岁

1. 警惕体重悄然增长。步入中年，能量需求减少，新陈代谢开始变慢，所以体重很难下降，因此应限制高糖、高脂食品的摄入。

2. 加强肌肉力量训练。中年开始，肌肉的重量会逐渐减轻，力量训练有助于避免这一现象发生。

3. 补充钙质和维生素D。二者都有利于骨骼健康。

（三）60岁以上

1. 每年做一次全面体检。

2. 防跌倒。跌倒是导致65岁以上老年人受伤而死亡的首要原因。

三、健康长寿要闯"四关"

疾病是人们长寿之路上最大的"绊脚石"，一不留神，它就会成为健康的"定时炸弹"。

（一）40～60岁骨骼关

人体骨骼最强健的时期在20～40岁。一旦过了40岁，骨质流失的速度就超过形成速度，骨量开始下降，骨质逐渐变脆，尤其是膝关节、髋关节、腰、颈、脊柱等部位很容易出现疼痛、炎症（无菌性）或退行性病变。人的关节软骨退化，关节间隙越来越狭窄甚至逐渐消失，退行性关节炎是此阶段最多见的关节疼痛的原因。

重视运动，多走路或游泳。要注意避免过度负重及运动对脊柱和关节的磨损，多晒太阳。

（二）50～70岁肿瘤关

50岁后是癌症向人体"发难"的集中年龄段。随着年龄增长，暴露于致癌环境中的时间相应增多，容易导致细胞癌变，一些不良生活方式导致的癌症也逐渐显露。50岁后，人体免疫功能逐渐降低，原本"沉默"的原癌基因被激活或细胞突变逐渐形成癌症。

（三）50～80岁心脏病和脑卒中关

人的心、脑等重要器官长年高负荷运转，加上各种不良嗜好，平时再不注意保养，血管在50岁左右已经逐渐硬化，血管壁上布满斑块。心脑血管极易发生急性堵塞，突发脑卒中、心肌梗死等急症。

（四）70～90岁痴呆关

65岁以后阿尔兹海默病（也称老年痴呆症）的发病率会逐渐增加，七八十岁是比较集中的发病阶段。吸烟、酗酒等不良习惯，高血压病、糖尿病、心脏病等疾病，也是引发老年痴呆症的重要因素。

第一节　健康

随着医学的发展，人们对健康的理解与追求更科学、更完善，对其内涵的认识也更深刻。从生物医学模式下，健康被认为是机体结构与功能正常，没有"疾病"，疾病是"失去了健康"；发展到从"生物—心理—社会医学"的角度认识心理和社会因素对健康和疾病的影响。人必须和社会相适应，与环境相和谐，要有健康的人生观与世界观，辩证地看待事物，摆正自己在社会生活中的位置，这是心理健康的基础。

健康问题始于不惑之年，身体健康逐年在走下坡路，出现诸如血液黏度增高、肥胖、血脂增高、血管弹性减弱、新陈代谢减慢等机体衰老征兆。

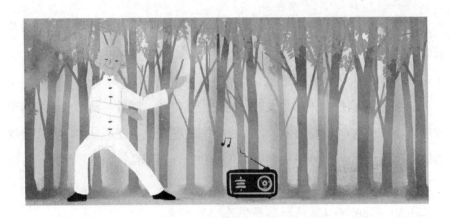

人的身体健康与否，虽然和遗传因素有关，但起决定性作用的还是后天保养。有些人年轻时身体好，不注意保养，身体也会慢慢垮下来；有些人身体本来很弱，通过保养也会慢慢健康起来。

健康是成色最好的黄金，是人生的第一财富。但是，单纯的长寿没有什么意义，长寿必须健康；长寿而不健康，对自身来说是灾难，对家庭和社会来说是负担。

一、什么是健康

健康是指一个人在身体和社会等方面都处于良好的状态。主要脏器无重大疾病，形体发育良好，各系统生理功能正常；对疾病有较强的抵抗能力，能适应环境的变化。现代健康的内容包括：躯体、心理、心灵、社会、智力、道德、环境等方面。

（一）身体素质好

生长发育良好。一般表现为身高适中，身材匀称，体重得当，肌肉丰满，四肢有力，站立时头、肩、臂位置协调；头发有光泽，无头屑；指甲通常呈粉色而且坚硬圆润；皮肤有弹性；眼睛明亮，反应敏锐；牙齿洁净，无龋坏，齿龈颜色正常。当然，身体发育的好坏，还和地区、遗传、种族、营养等因素有关系，不能单从某一方面来判断。

心肺功能好。心脏和肺脏是主要的内脏器官。健康的心脏，心肌发达，心容量大。健康的肺，肺活量较大，肺内气体交换良好，胸廓发达，呼吸肌强壮，呼吸缓慢而深沉，不易发生呼吸道疾病。

（二）神经系统的功能好

大脑是身体的主宰，指挥着身体的一切活动。不管是工作、学习、思考、判断，还是日常生活中的各个方面的行动都是由神经系统支配的。肌肉所表现出来的力量、速度、耐力、灵敏性、柔韧度等素质，能够反映出人的神经系统和内脏的功能，因此肌肉的素质是健康的重要标志。

（三）生活有规律

平时吃得香，睡得甜，不头痛，不失眠，工作效率高。

有相对清澈、充沛的尿液。尿液呈淡黄色，不浑浊、色暗或者太黄，说明身体的水分充足，肾脏健康。规律排便。

女性有规律的经期，按时到来的经期是证明女性生殖系统健康的最重要指标。健康中年男性每次射精量应为 2 ～ 5 毫升，精液呈白色或灰色的黏稠状是男性生殖系统健康的表现。

（四）抵抗力强

对外界环境的适应能力和抗病能力强。人体必须适应外界环境的各种变化。当外界气温升高时，身体通过皮肤毛细血管的扩张向外散热；当外界温度降低时，身体通过肌肉产热，皮肤血管收缩，减少向外散热，以便保持体温的相对恒定。

（五）社会适应能力强，处事能力良好

遇事不恼，遇难不急，机智沉着应变能力强；良好的个性；性情温和，善于接受新鲜事物，善解人意，善待他人；良好的人际关系，文明礼貌，诚恳待人，尊重事实，乐于助人，无私奉献，不图回报。

有足够充沛的精力，能从容不迫地应付日常生活和工作的压力而不感到过分紧张。处事乐观，态度积极，乐于承担责任，事无巨细，不挑剔。

二、亚临床与亚健康

（一）亚临床

亚临床又称"无症状病症"，未发现有临床症状和体征，但有生理代偿或病理改变的临床检验依据。例如"无症状性缺血性心脏病"可以无临床症状，但有心电图改变。简言之：无症状，有依据（临床检查）。它是介于健康与疾病之间的一种状态，也被称为"第三状态"或"灰色状态"。

（二）亚健康

亚健康指人的机体无明确的疾病，却有活力下降、适应能力减退等症状，但无临床检验的客观依据，它是介于健康与疾病之间的一种中间状态。该状态被控制了则回归健康，任其发展就是疾病。简言之：有症状，无依据（临床检查）。

第二节　寿命与寿限

一、寿命

健康寿命，是指一个人能够维持良好的日常生活功能的年限，它是以丧失日常生活能力为终点。医学技术可以延长生命时间，但不能保证生命质量。由于健康寿命是一个综合评价指标，因此更能反映真实的健康水平。

顾名思义，长寿是指寿命长，常以龟龄比喻长寿。究竟人活到多少岁算长寿？各家说法不一。《庄子》载："人上寿百岁，中寿八十，下寿六十。"《五经正义》云："上寿百二十岁，中寿百岁，下寿八十。"如此看来，80岁作为长寿的最低年龄，是可以被人们接受的。目前，老年医学的年龄划分为：60～89岁为老年人，90岁以上为长寿老人。

在我国传统文化中，年龄有许多有趣的雅称。

花甲、耆：六十岁，进入老年。

古稀、耄：七十岁，已苍老。

耋：八十岁，已老态龙钟。

耄耋：常指八十至九十岁的老人。

鲐（台）：九十岁，背上生斑。

期颐、天年：百岁。

人瑞：常指一百岁以上的老人。

世纪老人：欧美国家对百岁以上老人的称呼。

喜寿：七十七岁，因喜字的草书近似竖写的"七十七"。

米寿：八十八岁，因为把"米"字拆开刚好是数字"八十八"。

白寿：九十九岁，因为"百"去一乃为"白"。

茶寿：一百零八，茶字，上面草字头为双"十"，"人"字分开看成"八"，"木"字看成"十八"，相加即成"一百零八"。

二、寿命的推断

人的寿命可塑性很强，随着社会的进步，人类的预期寿命在不断延长。人类寿命极限的推断方法被广为接受的有如下几种：

（一）按生长期

巴丰寿命系数推算法由法国生物学家巴丰（Buffon）提出。他指出哺乳动物的寿命约为生长期的 5 ~ 7 倍，这就是寿命系数，因为人的生长周期为 20 ~ 25 年，因此推算人的寿命约为 100 ~ 175 岁。

（二）按生命周期

莫斯科海洋生物所科学家穆尔斯基（Murskiy）等研究发现，人和其他生物都有几个生命周期。人的生命周期时间是 15.15 的倍数，例如人的第一个生命关键时期是诞生时期；第二个关键时期是正常妊娠 266 天乘以 15.15，然后换算得出的约 11 年，这与统计数字证明的人在 11 岁时体质最弱的结果是一致的；而人的最后关键期是 11 年乘以 15.15，也就是生命的极限，据此推算人类的寿命极限约为 167 岁，这种推算即生产周期推算法。

（三）按细胞分裂次数

1961 年，美国加利福尼亚大学的里奥纳德·海弗利克（Leonard Hayfliek）博士发现人体（皮下组织与口腔黏膜）的成纤维细胞在体外分裂 50 次左右即终止，"50 次"被视为培养细胞的"传代次数"，即"海弗利克限度"，细胞每次的分裂周期约为 2.4 年，因此人的寿命约为 120 岁左右。也就是说，人的细胞分裂次数遵循"海弗利克限度"，平均为 50 次。如果给予细胞充足的营养，细胞会充分而快速地繁殖分裂，当完成 50 次左右分裂后，细胞便会衰老死亡，人也很快衰老死亡；相反，如果限制饮食，使细胞得不到充足的养分，其分裂繁殖的速度会自然减慢，因而衰老也自然减慢。但也有人提出，神经细胞、心肌细胞产生以后就不会分裂，因此这种说法不适用于所有细胞。

（四）按性成熟期

有学者提出，一般哺乳动物的寿命是性成熟期的 8 ~ 10 倍，人类的性成熟期约 14 ~ 15 年，因此推测人类的寿命可达 110 ~ 150 年。

（五）按智齿出现时间

智齿的出现标志着人体生长发育达到了顶点。有学者认为，人出现智齿的年龄乘以系数 6，是人的寿限。一般女性在 22 ~ 23 岁开始出现智齿，男性在 24 ~ 25 岁出现，那么人的寿限应该在 130 ~ 150 岁之间。

三、人的寿限

人的生长、发育、衰老、死亡是自然规律，因此，衰老、死亡是不可抗拒的。人类可以延缓衰老的进程，但不能阻止衰老的发生。

不管是动物、植物、微生物，所有生物都有各自的寿限。

自然寿限（或最高寿限）：任何生物按照生理发展的自然规律（生长、发育、成熟、衰老、死亡）而有一定的寿限，也就是各种生物生命活动的极限值。自然寿限是由遗传基因决定的，每种生物都有其独特的遗传基因，基因决定代谢，代谢正常时，衰老按遗传程序进行，一旦有害因素妨碍了代谢功能，细胞发生异常，则引起早衰早亡。各种动物的平均寿命和最高寿限都相对稳定。衰老过程可能与分化、发育相似，由早已存在的遗传程序控制。也许随着生命科学的发展，通过遗传工程，对遗传基因重新排列组合，去掉各种"短命"基因，人的最高寿限有可能突破，但这是个有待探索的漫长过程。

通过另外的途径——改变影响人类寿命的外部条件，如彻底控制癌症、心脑血管病等对人体的侵害，预测可以延寿10年，但是决定人寿命的关键因素——遗传基因已在出生前就决定了自然寿限，外部条件的改善只能有助于活到自然寿限。

对于在某一特定社会环境的人群来说，人的寿限是受种族、国家、社会、文化、政治及医学等诸多因素共同影响的。国家兴旺、民族强盛、社会进步、经济繁荣、人们健康水平提高，寿限则高，反之寿限则低。对于个人来说，它是集遗传、环境、经济、社会地位及生活方式诸多因素影响于一体的结果。

从公元前21世纪的夏朝到公元1911年辛亥革命前，封建社会历经4000多年，约有67个王朝，446个皇帝（不包括战国时期的诸侯国）的平均寿命只有42岁。秦始皇为求长生不老，派方士徐福带500名童男童女乘船赴东海蓬莱寻觅仙丹灵药，结果一去不返。最后未过天年，49岁时东巡途中病逝。清朝12个皇帝，平均寿命51.4岁，同治帝嗜食山珍海味，疏于运动，喜用鹿血壮阳，19岁而亡，只有乾隆皇帝享年89岁，有"帝王寿魁"之称。乾隆皇帝的长寿秘诀是：懂医学、善养生。《黄帝内经》云："法于阴阳，和于术数，食饮有节，不妄作劳，故能形与神俱而尽终其天年，度百岁乃去。"

据传说，中国历史上最长寿者要数彭祖。彭祖，姓钱名铿，上古颛顼的后裔，生于夏代，死于殷末周初，葬于彭山。曾任商朝大夫，尧时封

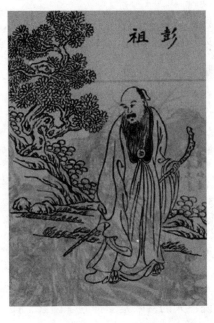

于彭城（今江苏徐州），故称彭祖。他是一位以长寿著称的传奇之人。今"彭祖祠"尚存，他高寿800岁（相传当时60天为一年，约合现在的131岁）。时至今日，彭山寿星众多，名人辈出，汉代张纲、晋代李密尽生于彭山。

唐代药王孙思邈，他的年寿史书记载多有不同，有的说120多岁、有的说140多岁，百岁之后著有《备急千金要方》。

清朝时广东顺德人黄章百岁时打着"百岁灯笼"进京参加顺天乡试。

有据可查的有史以来最长寿者为法国的詹妮·卡门（J. L. Calment）（1875. 2.21 ~ 1997.8.4），享年122岁164天。但也有记载说世界上寿命最长的是英国的弗姆·卡恩（Ferm Kahn），活过了209岁，历经12个王朝，然而是真是假难以考证。

人类平均寿命是文明的重要标志。有专家推断，在4000年前生产力低下的青铜器时代，人均寿命只有16岁，在古罗马时代为23 ~ 25岁。中国人在夏、商时期平均寿命为18岁，西周到秦汉时期为20岁，唐代为27岁，宋代为30岁，20世纪40年代也只有35岁左右，50年代为60.04岁，2016年人平均寿命76.1岁。

美国科学家对近100年内人类的死亡数据进行了分析，得出结论是，人类的寿命极限为115年，这是人类寿命的"天花板"，极难突破。虽然也存在一些人可能活得更长，比如活到125岁，但这样的几率极小，大概为万分之一，未来随着医学的发展，人类也许能成功延长寿命，即便如此，也很难超出这个寿命极限。

第三节　智商、情商与健商

一、智商

智商，是智力商数（Intelligence Quotient, IQ）的简称，由法国比奈·阿尔弗雷德（Binet Alfred）和他的学生提出，是通过一系列标准测试来测量人在某年龄段的智力的得分。智力是遗传基因控制的，人难以改变。它是人们认识客观事物并运用知识解决实际问题的能力，表现为多个方面，如观察力、记忆力、想象力、创造力、分析判断能力、应变能力、推理能力等。智商由三种能力组成：短期记忆力、推理能力和语言能力。

一项英国的调查指出，智商越高的人可能活得越久。早在70多年前，英国牛津大学和爱丁堡大学的研究人员就开始着手研究智商对人的影响。他们对1936年出生在苏格兰的65000多名儿童进行了调查：在这些孩子11岁的时候，对他们进行智力测验，并一直关注他们的健康情况，直至2015年底。在分析了这将近80年的数据后，惊人地发现：那些当年在智力测验中取得高分的人，长大后的死亡风险，远远小于那些得分不是特别理想的人。死亡风险主要是受疾病影响，智力测验成绩较高的那部分人，死于心脏病、中风、癌症和呼吸系统疾病的风险更低。也就是说，那些比你聪明的人，不仅可以在智商上碾压你，还能比你活得更久！这是为什么呢？对此，研究人员认为虽然智商高低和身体健康没有直接的联系，但他们发现，智商较高的人普遍更会照顾自己的身体。比如坚持运动，保持良好体态，危险防范意识强，生病时及时就医，等等。

聪明的人能活得更久，可能是因为他们能做到更好地规避那些会危害到他们生命的事情。其实只要每个人都做到注意健康的饮食、良好的作息规律等，身体自然会很健康。智商高的人一般经济状况更好，社会地位也普遍更高，也容易获得更多的社会资源，家庭矛盾也相对更少，综合起来，日子会过得更舒服，医疗保健也能得到保障，所以多活几年也很正常。

二、情商

情商（Emotional Quotient，EQ）是由情绪、意志、性格、行为习惯组成的商数，通常是指情绪商数，主要是指人在情绪、意志、耐受挫折等方面的品质。总的来讲，人与人之间的情商并无明显的先天差别，更多与后天的培养息息相关。情商是近年来心理学家们提出的与智商相对应的概念。从最简单的层次定义，提高情商是把不能控制的情绪变为可以控制的情绪，从而增强理解他人及与他人相处的能力。

美国心理学家认为：在人的成功的诸多主观因素里面，智商（IQ）因素大约占20%，而情商（EQ）则占80%左右。智商主要是评价一个人的知识水平和智力。情商由五种特征构成：

1. 自我意识　认识自身的情绪。因为只有认识自己，才能成为自己生活的主宰。

2. 控制情绪　能妥善管理自己的情绪，即能调控自己。

3. 自我激励　它能够使人走出生命中的低潮，重新出发。

4. 认知他人的情绪　这是与他人正常交往，实现顺利沟通的基础。

5. 处理相互关系　即人际关系的管理，就是领导和管理能力，它是领导力的重要构成部分，是决定人生成功与否的关键。

总之，笔者认为情商高就是：说话让人喜欢，做事让人感动，做人让人想念。

三、健商

健商，是健康商数（Health Quotient，HQ）的简称，是由加拿大华裔学者谢华真提出的一个新的保健理念。它代表一个人的健康智慧及其对健康的态度和对健康的掌控能力。健商在宏观上指一个人已具备的和应具备的健康意识、健康知识、健康能力，三者缺一不可；在微观上可细化为体商（Body Quotient，BQ）、心商（Mental Intelligence Quotient，MQ）和性商

（Sexual Quotient, SQ）。简言之，健商就是一个人的健康管控能力。包括以下五个方面的能力：

1. 自我保健　不把自己的健康完全交给医生，通过自我保健来控制健康。

2. 健康知识　健康知识掌握得越多，就越能对自己的健康做出相对明智的选择。

3. 生活方式　生活习惯和方式，对健康的作用举足轻重。

4. 精神健康　精神上满足，能克服不良情绪者，常能健康长寿。

5. 生活技能　懂得如何合理生活、工作和人际交往者，更容易健康长寿。

智商评估一个人的知识水平，用于做事；情商评估一个人对社会的适应能力，用于做人；健商评估一个人对自身健康的管控能力，用于强身。对于一个人来说，"健商"重于"情商"，"情商"重于"智商"，如果三商皆佳，那就太理想了。

第四节　0.8 生活学

一、什么是 0.8 生活学？

0.8 生活学是日本的知名作家、医生贺志贡在研究健康与人生的关系时提出的，"不必每件事情都做到十成满，做满分会给自己和他人带来压力，适可而止就好，剩下两成空间权当给自己回旋的余地"。

"人活八分好，花开九分艳"，"月盈则亏，水满则溢"。"0.8"是一种生活态度，凡事不求完美，但求八分好。实际上在生活中"0.8 生活学"非常常见，例如：健康的心脏大约每 0.8 秒跳动一次，这是人体循环的最佳状态。

二、0.8 生活哲学的内容

1. 吃饭 0.8　吃饭八分饱，让胃部吸收得更好。

2. 用盐 0.8　烹饪时，用盐量若能从 1 勺改为 0.8 勺，不仅能保有食材的生鲜原味，对肾脏也不会造成太大的负担。

3. 工作 0.8　八成的时间和精力投入在工作上，剩下的两成用来休息、充电。不一定要做单位最优秀的员工，别对自己要求太高，盲目施压；别老想着竞争、争第一，不值当，否则会把自己的健康搭进去。

4. 爱情 0.8　八成为对方付出，留下两成爱自己。

5. 友谊 0.8　不要每周与朋友黏在一起，留两成时间分开，会发现生活也很精彩。

6. 人脉 0.8　留两成给知己。卡耐基说："人脉决定事业成败的 80%。"花八成时间去拓展和经营人脉，两成给原本熟悉的知己好友。

7. 娱乐 0.8　留下两成投入工作整理心情。

8. 学习 0.8　不要每次考试都必须名列前茅，以平常心考一个满意的分数就好，留一点进步的空间。

三、解读 0.8 生活学

"0.8"的生活态度并不是不思进取、逃避工作，而是给自己留一点点空间，让自己能坚持走得更远：做事出十分力气，只抱八分成功期望；爱一个人，留两分自由呼吸的空间给彼此。

改变"满分"心态　既然"0.8 生活学"强调的是一种生活态度，那么首先我们要从心态上让自己调整过来，什么事情并不一定都要做到"满分"才算达标。从小到大，无论是家庭或学校教育乃至走向社会后的职业教育，都告诉我们"不想当将军的士兵不是好士兵"，鼓励我们"要争当先进、优秀、标兵"。可是，从另一个角度看，人不可能一直都保持巅峰的状态，也不可能总在人堆里脱颖而出，须知"人外有人，天外有天"。

"0.8 生活学"是让工作与生活的搭配更和谐、更合理，让工作变成一个非压迫性的力量，有时反而会做得更出色。

第五节　人体生物钟

人为什么每天按时醒来？为什么有时体力充沛、记忆力强；有时却浑身困乏、思维迟钝？为什么雄鸡晨啼，蜘蛛半夜结网？为什么大雁深秋南飞，燕子暖春回归？为什么月经周期与月亮盈缺周期相似？曾经人们百思不得其解。直到德国医生威廉·弗里斯（William Fries）和奥地利心理学家赫乐曼斯·沃博达（Hermans Woboda），两位素不相识的科学家，各自通过研究，提出人体生物钟理论，才揭开人的体力、情绪和智力存在着周期性变化的秘密。他们惊奇地发现：人的体力存在着从出生之日算起以23天为一周期的"体力盛衰周期"；感情和精神状况存在以28天为一周期的"情绪波动周期"；之后，奥地利的阿尔弗雷德·特尔切尔（Alfred Terchel）教授发现人的智力以33天为一个周期的"智力强弱周期"。人们把这三位科学家发现的三个生物节奏总结为"人体生物三节律"，因为这三个节律像钟表一样循环往复，故被称作"人体生物钟"，简称"生物钟"或"PSI周期"。PSI 是 Physical（体力）、Sensitive（情绪）、Intellectual（智力）的缩写。

"体力钟"影响人的体力状况，包括对疾病的抵抗能力、身体各部分的协调和健康状况等；"情绪钟"影响人的创造力，对事物的敏感性和理解力，情感与精神及心理方面的一些功能等；"智力钟"影响人的记忆力、敏捷性以及对事物的接受能力、逻辑思维和分析能力等。

一、人体生物钟的意义

生物体的生命随昼夜交替、四时更迭的周期性运动，揭示生理活动的周期性节律，像时钟一样周期振荡。节奏是内生的，或在不同器官内进行的。昼夜节律是在中枢神经系统调控下形成的，下丘脑前部视交叉上核起着昼夜节律的中枢起搏点的作用。脑肿瘤破坏包括视交叉上核区时，可导致睡眠——觉醒周期瓦解。

生物钟有极重要的生物学意义，在生活中应用广泛。

1. 人的体力、智力、情绪状态在每个周期中有高潮、低潮和临界期，生物钟运行呈正弦曲线变化。在体力节律高潮期，竞赛场上的运动员最有可能取得好成绩；在智力节律高潮期，大脑思维较开阔，记忆力较强，归纳、推理能力也较强；情绪节律高潮期往往表现出精神焕发。当三个节律都在高潮期时，可能表现出超乎寻常的能力。这就解释了为何平时成绩一般的学生考上了名牌大学，而名列前茅者却名落孙山。因为人体三个"钟"存在明显的盛衰起伏，在各自的运转中都有高潮期、低潮期和临界期。

当人体三节律运行在高潮期时，则表现出精力充沛，思维敏捷，情绪乐观，记忆力、理解力强。此期，学习、运动，往往事半功倍。考试易取得好成绩，作家易获得"灵感"，运动员易破纪录。这时怀孕所生的孩子是聪明伶俐的优生儿。相反，在临界或低潮期时，会表现耐力下降，情绪低落，反应迟钝，健忘走神，这时易出车祸和医疗事故，在考试中难出佳绩。老年人发病常在低潮期，许多疾病导致死亡的时间恰在三个节律的双重或三重临界期。

2. 人体的活动大多呈现24小时昼夜的生理节律，与地球有规律自转所形成的24小时周期相适应，生理节律受外环境周期性变化（光照、气温和纬度等）影响。诸如人的体温、脉搏、血压、激素分泌均存在昼夜节律变化，与周期性的环境变化相适应，特别是生存和繁殖与生理节律关系重大，如睡眠、饮食、交配、生育等，因此人能做出提前安排。如糖皮质激素在清晨起床前就已升高，为白天活动做好预先的准备。

3. 指导人们外出、交友、购物、商谈生意、文学创作，甚至福利博彩，甚至可以利用生物钟原理指导受孕。

4. 古代医学将人与自然界视为统一的整体。天地为大宇宙，人体为小宇宙，大小宇宙息息相通，"天人相应"。只有顺从自然界的变化及时地做出适应的调节，才能保持健康。天地四时气候变化规律有着春温、夏热、秋凉、冬寒以及春生、夏长、秋收、冬藏的规律。贤人长寿秘诀是按照天地、日月、星辰的自然运行规律，适应阴阳升降变化，"春夏养阳，秋冬养阴"，使之长寿健康。长寿者使生活节律与自然规律不断维持动态平衡，这对延缓衰老有着不可估量的作用。

二、人体生物钟的老化

随着人体组织器官功能减退，生物钟逐渐老化，例如：老年人醛固酮、睾酮、黄体生成素昼夜节律明显减小或消失；神经组织萎缩导致神经传导速度减慢；消化吸收功能减弱、肝脏功能减退、心功能减退。生物钟处于高潮期时，这些功能减退可被抵消；在低潮或临界期时，人则有发生病变甚至死亡的危险。生物钟老化受下列因素的影响：

1. 生物节律稳态遭到严重损害　反复远距离活动，时差变动频繁；夜班工人体温、血压夜高于昼，睡眠昼夜颠倒。日积月累，使生物节律受到一定程度损害。

2. 同步因子作用的减弱　由于退休，长期的生活习惯发生变化而不适应，户外活动及接受日光照射时间减少，干扰了情绪节律，机体衰老与同步因子减弱，造成生物钟紊乱。

3. 生理周期改变　生理周期只能在一定范围内追随外界的周期性，当偏差太大，外环境变化造成的刺激过强或过弱，以致生理振荡变为越轨的自由运转，从而干扰了"时钟"正常运转，造成个体不同器官内部节奏的紊乱，有序的合作被破坏，引起某些疾病。

第二章　长寿之乡与长寿老人

与古代相比，现代医疗发达，生活有保证，人们的寿命也更长。世界长寿纪录被一遍一遍刷新，人们都很好奇，这些长寿老人的长寿秘诀到底是什么？

世界各地长寿老人的长寿秘诀不尽相同，有一些令人敬佩，但有一些却非常奇特！寿星们各有各的活法，有人修身养性喜欢帮助别人，有人爱打扑克，有的长寿老人爱喝点小酒、抽烟、吃肥肉，也有人从不喝热水。2017年，来自英国北爱尔兰的唐纳利兄妹13人，年纪最大的肖恩93岁，最年轻的也有72岁，年龄加起来有1073岁，成为吉尼斯世界纪录上全球最长寿的家族。他们说自己长寿的秘诀是早晚食用健康的燕麦粥。

由此看来，长寿之法各有千秋，从来没有一个定律，但也存在一些共性。无论如何研究，如何揭秘，长寿都离不开"衣、食、住、行"四件事，合理饮食、适量运动、戒烟少酒、心态平和形成了健康长寿的四大基石。

第一节　世界五大长寿国家

一、日本

世界卫生组织发布的2015年版《世界卫生统计》显示，2014年日本女性的平均寿命为86.83岁，男性为80.50岁，均刷新了历史最高纪录。日本人的平均寿命连续20年位居世界第一。

日本人长寿的秘方如下。

（一）饮食清淡

在饮食原则方面讲究营养：少吃大米，多吃鱼肉、豆类、蛋类；少吃油腻，多吃新鲜蔬菜；每天一杯牛奶，常吃海带、海苔。即使是富豪之家也以素食为主，而且只吃七分饱；能自我克制，不暴饮暴食。

1. 食用海藻　生活中离不开海藻及海带制品，他们用海藻做汤、煮面。海带含丰富的碘，对维持甲状腺功能十分重要。海带也是极丰富的蛋白质来源，其价值和动物蛋白相当。

2. 严格控制食盐量　世界卫生组织（WHO）报告胃癌发生率和各地使用的盐量密切相关，使用盐量越多，胃癌患病率越高，因此盐也列入致癌因子。吃太多的盐会导致肾脏病、心脏病、高血压病、风湿病、皮肤病等。

3. 常食一种发酵大蒜提取液　大蒜的营养及医学特性有：舒张血管，有些许降血压作用；使血液黏稠度减低，一定程度上预防心脏病及动脉硬化；有类似抗生素的功能，是少数能治疗疱疹的天然植物之一；还具有解毒、中和经由空气、食物或水等媒介进入人体内的一些毒素，避免身体受到伤害等作用。

4. 多吃鱼　日本传统饮食多以蔬菜和鱼类为中心，长寿村多在海边，甚至吃鱼比吃米多，鱼含有丰富的不饱和脂肪酸，使血液不易形成血栓，可预防卒中和心肌梗死。日本饮食多"生食"，不仅仅局限于蔬菜，食生肉、生鱼的情况也很常见。他们认为"生食"的一大好处就是可以充分保证食物营养不会在加热的过程中被破坏。

5. 控制肥胖，吃饭七分饱　长寿而且自律程度高的人，坚持吃饭只吃七分饱，避免吃得过多。讲究品种多样，数量较少。主菜、配菜、水果、甜品俱全，而且盛食物的器皿都很小，每个器皿里面盛放食物的量也很少，既不会过食又保证营养全面均衡。而且，饮食味淡且油少。食物烹调主要以煮、烘烤和生食为主，很少使用油炸。

6. 喝茶 茶是长寿益品，含有多种微量元素，常喝绿茶，可提高免疫力。

（二）重视体育锻炼

每天清晨和傍晚都有成千上万的人奔向运动场、旷野，进行慢跑、打网球、打棒球、打羽毛球、踢足球等运动。日本人喜欢步行上街，上班则乘地铁，而地铁往往需多次换乘才能到达，这样自然增加了体育锻炼。

鼓励老人积极做操。长野是日本著名的长寿县，这里的政府为老年人设计了"健康长寿操"，鼓励老人积极做操。

（三）温泉疗养防病

日本从北到南约有 2600 多座温泉，有 7.5 万家温泉旅馆。每年约有 1 亿多人次使用温泉，相当于日本的总人口数。在日本，从古代开始，就有"汤治"之说，即温泉疗养。温泉中含有丰富的矿物质，不仅对多种疾病有疗效，而且有保健、美容、护肤、疗养的功效。日本人几乎每天都要洗澡，以保持身体清洁，对预防感染性疾病非常有效。

（四）居住环境整洁

在日本很难找到脏乱死角。日本人习惯每天洗澡更衣，妇女婚后主要任务之一是整理家务，使居室整洁，这对卫生保健是很有益的。

（五）精神愉快，性格开朗

日本人谦和有礼，和睦共处，遇事不躁，这对于延长寿命大有神益。

（六）不滥吃药

不依赖药品治病，主要靠自身的免疫力。

（七）控制污染，推行绿化

因为有良好的空气和水等，才能培育出无污染的动、植物，使人们饮食不再受害；在绿化方面，森林覆盖率高，空气清新，有益于长寿。

（八）健康教育措施适宜

卫生部门常分发各种卫生保健手册或传单，广泛宣传心理共性。长寿老人都有一些健康的心理共性。例如，多有坚强的意志，较强的适应环境的能力，忠诚和执着，高尚的道德情操，"仁者寿"得以彰显。长寿老人的思维逻辑较一般老年人敏捷、合理，情绪稳定，心情愉快，知足常乐，爱好广泛，生活充实，性格温和、恬静，心胸开阔，人际关系好，社会交往多……如此种种，可以反映出长寿老人一部分健康的心理特点。

（九）老年人积极参与工作

日本人即使到了高龄，劳动欲望也很高，有很强的社会参与意识。据调查，有88.5%的中老年人选择65岁退休，36.9%选择70岁退休。老年人在退休后继续参与社会活动，保持了足够的运动量是其长寿的原因之一。

（十）接受慢性疾病的存在

日本的百岁老人并非不患疾病。据庆应大学的调查，97%的百岁老人患有某种疾病。不过，患糖尿病和癌症的人比例很低。有研究指出，老年人"如果能一边与慢性疾病斗争，一边独立地生活，就称得上健康"。为了避免虚弱，重要的是使用大脑，锻炼腰腿，降低跌倒的风险。此外，营养不良和失衡也将引发肌肉萎缩，积极摄入营养均衡的食物非常重要。

多说话预防老年痴呆。衰老导致的认知功能下降是难以避免的，这就像即使能通过肌肤的保养等来推迟皮肤的老化，但无法阻止或逆转。即使不能完全防止发病，也应适度运动，尽量说话，摄入适量蔬菜和水果，避免吸烟、肥胖、睡眠不足等生活方式。培养信息鉴别能力，对于健康食品等，按照科学根据做出判断。很多百岁老人都性格外向开朗、诚实，喜欢与人交往，擅长处理事情。对新事物感兴趣，头脑灵活，好奇心强烈。此外，很多人能够做到认真遵守医生的指导和建议。

二、意大利

意大利是欧洲平均寿命最长的国家之一，女性平均寿命高达84岁，男性平均寿命也高达78.3岁。他们的长寿秘诀如下。

（一）喜食橄榄油

在西方，橄榄油被誉为"液体黄金""植物油皇后"。橄榄油富含油酸（一种单不饱和脂肪酸，能耐210℃高温），用以烹调食物，可以增强胃肠的消化能力，控制血液中的脂肪水平，降低胆固醇，使血管变得更通畅。每天食用一两勺橄榄油正是意大利人长寿的秘诀之一。

（二）吃饭时从容不迫，吃饱就停

意大利人知道如何享受吃饭的乐趣，有时有些人一顿饭可能会花上几个小时，放松的同时进行社交活动，不会大吃大喝。饭后喝咖啡、聊聊天。晚餐之后一般不会再吃东西，更不会吃垃圾食品。

三、瑞士

瑞士是全球最富裕、社会最安定、经济最发达而稳定的经济体之一，也是拥有最高生活水准的国家之一，有世界公园的美誉。其人均GDP一直居世界前列。2018年，瑞士幸福指数全球排名第五。

从20世纪70年代至今，发达国家人口的平均寿命增长了近10岁。其中瑞士以82.9岁位列欧洲第二位。瑞士人的长寿秘诀如下。

（一）无污染的自然环境

瑞士是一个"山国"，海拔较高，有阿尔卑斯山穿过，空气清新、无污染，山泉水质好，含有人体所需要的大多数矿物质，一年四季温差较小，拥有得天独厚的良好生态环境。

（二）爱吃奶酪

瑞士人偏地中海饮食，喜欢食用奶酪、糙米、鱼等食物。其中奶酪含有丰富的维生素、钙和蛋白质等，能增强抵抗力，还能保护视力，促进新陈代谢。适度地食用奶酪、饮用牛奶是延年益寿的好习惯。优质草场、良种奶牛和悠久奶酪制作技术，这是瑞士成为"寿星国"的重要原因。

（三）登山滑雪是国民运动

瑞士四分之三的国土为山地。登山、滑雪、远足是瑞士人喜爱的运动，七八十岁还在登山和滑雪的人很常见。冬天滑雪、夏天登山，学校每年都有"滑雪假"。一些瑞士家庭甚至不买电视机，把其他人坐在电视机前的时间用于运动。

（四）发达的医疗系统

瑞士的医疗卫生系统也被视为全球最佳范本之一，居民患严重疾病的概率远低于世界平均水平，即便患上严重疾病，发达的医疗系统也降低了死亡率，所以国民往往都能享受到一个美满长久的人生。

四、新西兰

新西兰是个美丽的国家，也有"长寿国"的美誉。其国人长寿的秘诀如下。

（一）融合各国的新式健康饮食

新西兰人拥有各式各样的食品。世界各地的移民带去的调料和烹调技术，使新西兰人的烹饪融入了其他各国的成分，创造出一些利用当地食品烹制出的新口味菜肴。如新西兰人在早餐涂面包时，爱用一种名叫"玛麦脱"的酱，是一种含有丰富铁质和其他许多维生素的营养食品，和国内的花生酱或果酱相比，它不含脂肪，很受当地人的欢迎。

（二）钟爱运动

新西兰人钟爱运动，有近一半的人参加一种或多种运动，其中最普遍的运动项目有橄榄球、高尔夫球、篮球、田径、板球、帆船、网球、足球、滑雪、游泳，等等。橄榄球是新西兰人的国技，就如同乒乓球是中国的国技一样。帆船运动是新西兰人受欢迎的水上运动之一，这是因为当地有很多海湾，适合碧波扬帆，新西兰第一大城市奥克兰，更有"帆船之都"的美誉。

（三）注重养老服务

新西兰的退休年龄不论男女，均为65岁。退休之后，老人们的生活依然丰富多彩，有的上大学，有的到社区学院里去学艺术或手工艺，有的去教堂免费教英语，有的自己组织读圣经或讨论其他感兴趣的话题的俱乐部。

当生活不能自理或自理有困难的时候，有一部分老人就会卖掉房子住到养老院去。不需要依靠子女来养老，大家各自生活在自己喜爱的生活环境之中，节假日的来往成了一种快乐的享受。这种没有后顾之忧的生活，也是新西兰人长寿的原因之一。

五、法国

法兰西民族素以浪漫时尚、健康长寿著称于世。在法国，60多岁只算作中年人，健康潇洒的90多岁老人比比皆是。在法国的中老年人群中，普遍没有"更年期"的概念，越是到中老年，越生活得有滋有味、潇洒快乐，越讲究情趣品位，毫无老人常有的颓态。法国人健康长寿的秘诀主要有以下两个方面。

（一）爱喝葡萄酒

在法国葡萄产区，遍地是葡萄园，到处是葡萄酒庄，葡萄美酒已深入他们的日常生活。葡萄酒有预防心脑血管疾病、降脂、降压、排毒养颜的独特功效，这在法国人身上得到了淋漓尽致的体现。同时，烹调也大多用葡萄籽油，而葡萄籽油能调节血脂，降低血黏度，是血管"清道夫"。

（二）常吃蓝纹奶酪

法式奶酪是世界上最古老的奶酪品种之一。其中的蓝纹奶酪是在法国南部图卢兹附近的山洞中发酵成熟的。科学家发现，蓝纹奶酪的消炎特性在人体酸性环境中发挥最佳，比如胃黏膜和皮肤表面。

第二节　世界五大长寿之乡

根据联合国规定，长寿地区的标准是每百万人口中要有 75 位百岁以上的老人。1991 年国际自然医学会宣布厄瓜多尔的比尔卡班巴、高加索地区（主要指格鲁吉亚、亚美尼亚、阿塞拜疆三国所在地区）、巴基斯坦的罕萨、中国新疆的和田和广西的巴马为全球的五大长寿之乡。从这些老人身上不难看出，这些长寿之乡的长寿秘诀各有不同，但也有一些共同之处。他们更懂得如何去驾驭生活，更懂得养生之术。从物质到生活，从生活到精神，他们是快乐的、轻松的、自由的、合理的。直观地讲，他们更懂得什么是生活，什么是养生。此外，一是得天独厚的自然条件，基本上都位于偏僻地区，民风淳朴、乐观向上、热情友好、喜欢清静；二是合理的饮食，饮食清淡、杂食粗粮，低脂、低盐、低糖，荤素搭配，食不过饱；还有积极劳动。

一、厄瓜多尔的比尔卡班巴

坐落在南美洲赤道上的厄瓜多尔，是一个充满人文色彩的国家，拥有众多世界文化遗产，尤其是因达尔文进化论而闻名世界的加拉帕戈斯群岛。厄瓜多尔国土面积不大，人口也只有一千多万，一个叫比尔卡班巴的长寿村却引起世人瞩目。原因是 1970 年比尔卡班巴村一个叫米格尔·卡尔比奥（Miguel Carbio）的人因患眼病到城里去看病，这是他有生以来第一次去城里，声称自己已经活过了 120 岁。因此，米格尔便使比尔卡班巴闻名于世。"比尔卡班巴"在印第安语中是"圣谷"的意思，它深藏在厄瓜多尔的安第斯山脉南部的山谷之中，虽处热带，但海拔 1 500～1 600 米，终年如春，周边满布茂密的丛林和多样的植物，景色优美、河水清澈。这里的饮用水富含矿物质，这些矿物质对人体健康非常有益，是延年益寿的重要因素，这在其他地区是不多见的。这里的空气格外清新而温润——不冷、不热、不湿、不燥。碧蓝的天空与静谧的森林在视线尽头无缝相接，其间点缀的星星点点的瀑布和隐秘的涓涓细流，倍添灵气。正是这得天独厚的自然地理环境，使比尔卡班巴成为赤道上神秘的长寿谷。

在这个有 5 000 多人口的小山村中，百岁以上的老人就有 20 多位。长寿的秘诀到底是什么呢？除了优美的自然环境，老人一生勤劳，日出而作，日落而息，民风淳朴、心态良好，面对现实，容易满足、清心寡欲、与世无争。比尔卡班巴人喜欢吃玉米、香蕉、甘薯、大米、芒果及豆类食物。大多数人每周只吃一两次鸡或鱼等肉类，很少吃高脂肪食物，因此远离了高血压、心脏病、糖尿病等多种慢性病。

据厄瓜多尔政府介绍，由于这个地区比较落后，没有完整的人口档案，这些寿星年龄都很难证实。但不管怎样，这个山村是人们公认的西半球的长寿之乡。

二、高加索地区

高加索地区包括格鲁吉亚、亚美尼亚、阿塞拜疆三国所在的地区，是全球第二个长寿之乡，位于黑海、里海一直到连绵不断的山区的一个广阔的地带，既有温湿的亚热带海洋性气候，也有夏天酷热、冬天严寒的大陆性气候。

寿星们大多居住在海拔 200 ~ 500 米的山区，空气新鲜无污染，大气中氧含量较少，反而造就了他们强壮的心血管系统。饮用水为优质的矿泉水（呈弱碱性，pH 值为 7.2 ~ 7.4），与人血液的 pH 值相近。尽管很多老人年事已高，但依然精神矍铄。寿星们勤于劳动、性格开朗、家庭和睦，四代同堂极为普遍。他们膳食平衡，虽爱吃肉但血液中胆固醇含量不高，因而心脏病发病率低。

这里不仅 90 岁以上的寿星多，百岁以上的老人也很多，十多年前还举办了 90 岁以上老人的选美大赛，参赛者中年龄最大的有 106 岁。这里还是世界上癌症患者最少的地方，因病死亡的人很少，许多人在睡梦中安详离世。据说这里有一个延续了 2000 多年的习惯，就是人们爱喝一种叫

"科菲尔"的发酵奶。发酵奶含有多种益生菌，能增强抵抗力。他们很少生病，即使患上感冒之类的病，也不喜欢吃药打针，用土方草药就能治好。

对他们而言，顺应天时，就是最好的长寿秘诀。

三、巴基斯坦的罕萨村

位于巴基斯坦东北部的罕萨山谷，有个被崇山峻岭包围、时常云雾缭绕、空气新鲜的世界第三长寿村——罕萨村。在这个4 000多人居住的罕萨村，年逾百岁者有80多人。1986年以前，这里一直是与世隔绝的神秘地带，只有两条悬于绝壁上的索道通向外界。1933年，英国一位作家在领略当地的风土人情后写出了举世闻名的佳作《失落的地平线》。罕萨还是宫崎骏动画电影《风之谷》的取景地。在这个雪山环抱的地方，他们开辟了层层叠叠的梯田，种植了漫山遍野的杏树、梨树和苹果树，日出而作、日落而息，过着平静简朴的恬静生活。

他们的长寿得益于得天独厚的自然环境，怡然自得，生活俭朴，知足常乐。罕萨人每天都吃杏，用杏做汤、做饭、做冰淇淋以及酿酒等，花样百出。也许是因为常年饮用冰川融化的甘美雪水，也许因为与世无争的生活，这里的人很少患病，就算是八九十岁的老人，仍然在田地里劳作，健步如飞，活过100岁也不算稀罕。

四、中国新疆和田

中国新疆的和田是世界上第四个长寿之乡，是被誉为"万山之祖"——昆仑山脚下的千年玉都、黄沙漫漫塔克拉玛干沙漠的千里绿洲。这片神奇的土地孕育了很多长寿老人，特别是拉依苏这个村落，长寿老人比例更是远超联合国标准。和田市于田县的拉依苏村，面积40平方公里，常住居民有2 400多人，90岁以上老人有16人。他们的长寿秘诀就藏在衣食住行里。

和田地处沙漠边缘，造就了相对封闭和隔离的地理环境，家家户户掩映在绿树丛中。在拉依苏村，男人赤脚，女人一般穿着袜子行走，祖祖辈辈，无论老少，一直保持这个习惯。人们喝的水是昆仑山上积雪融化而来的呈弱碱性的雪水，水中含有丰富的镁、铁、锌、钙、锰等微量元素。长寿老人生活规律，自然悠闲，勤于劳动，日出而作，日落而息。家庭和睦，心态平和。长寿老人喜欢吃坚硬的苞谷馕，当地盛传吃苞谷馕能养胃的说法。早茶、午馕、晚馍，主食以馕（其中加些杏干、葡萄干）和馍等面食为主，配以汤菜。这里的老人有一个很好的习惯，就是从不抽烟，极少喝酒，他们更喜欢用自家栽种的果子酿酒。而且长寿老人多是儿孙满堂。

五、中国广西巴马

在广西壮族自治区的群山中，巴马瑶族自治县是国家级贫困县，贫困却长寿，每10万人中有近33位百岁老人。1991年在东京国际自然医学年会上被确认为世界第五长寿乡，巴马作为第五长寿乡，有以下几个原因。

（一）自然环境优美

巴马地处云贵高原向桂中平原过渡的斜坡地带，中部为丘陵与石山溶岩地接合部，山藏幽洞，水穿洞出，洞潜碧流……洞中水澈如镜，钟乳石千姿百态，岩泉瀑布四季飘洒，容纳众多鸟类繁衍栖息，洞内宛若一座变幻莫测的水下龙宫，犹如遗世独立的世外桃源，不染尘俗。巴马群山环抱，绿树成荫，属山地丘陵地区，典型的亚热带季风气候，植物茂盛、四季常青，日照充足，气候宜人，雨热同季，春凉秋爽，夏无酷暑，冬无严寒，平均气温为20℃。丘陵地区温和、平原地区温热。降雨量和水力资源丰富，地表大小河流31条。山区气候宜人，大多数人都住在山谷畔，空气新鲜，空气中负氧离子含量每立方厘米2 000～5 000个，有"天然氧吧"之称。科学研究证明，绿色的环境对大脑中枢神经有良好的镇静作用，让人神清气爽、心旷神怡、呼吸平顺、血压稳定，还能缓解视觉疲劳。巴马县没有污染、没有噪声，饮用水多是富含矿物质的地下水、山泉水，山泉水中还有全世界最纯正、最原始的乳酸菌；土壤中锰、锌的含量极高，而铜、镉含量低，锌有"生命之花"的美称，能提高人的免疫力。高锰低铜的分布与心血管疾病发病率呈负相关，这也是巴马成为一个天然养生之地的原因之一。

（二）古老而和谐的社会环境

封闭、落后、平静形成了巴马县古老而和谐的社会环境。偏僻人稀、交通不便，形成一个天然的封闭与半封闭式的保护区。巴马曾经的封闭、落后与平静，使巴马免受历史上大规模的战乱影响；无污染物、传染病的侵袭，为长寿者的生命提供了支撑。

巴马布努瑶族在婚姻方面讲究晚婚晚育，禁止婚前性行为，同姓不通婚。降低遗传性疾病的发病率。

巴马人多使用农家肥，极少使用化肥，农业污染少。

巴马人的住房多为二层木结构的楼房，人住二楼干燥通风。

人的长寿与地理、气候、环境有密切的关系，也与和谐的环境、良好的生活方式、合理的膳食结构有关。巴马民风淳朴、社会安定，虽然经济文化落后但却有着优良的民族文化传统。人们善良、淳朴、温和、乐观、开朗，家庭和睦、关心邻里，尊老爱幼、礼貌待人，有以忠厚传家、孝道治家的优良传统，社会生活极为稳定。

（三）独特的食谱

长寿老人们日常粗茶淡饭颇有特色：

一是"杂"。吃着自己种的无污染蔬菜和粗粮，常年以玉米、大豆、薯类为主，并配以野菜，只吃少量肉，辅以各种新鲜蔬菜、瓜果、野菜、竹笋、香菇、植物油（火麻仁油、野茶油）。

二是"粗"。食物自己加工，特别是粮食都是由石碾、石磨等传统方式粗加工，现吃现加工。既保持了食物的新鲜，也避免了营养的损失。

三是"煮"。世代巴马人由于贫穷，食物特别是粮食短缺，烹饪通常是煮食，新鲜鱼虾、蔬菜也煮成粥状，很少用油炸、油炒。多素少肉，并且每天只吃两顿饭，世代吃粥，所以巴马又有"食粥之乡"之称。

四是"节"。坚守"饥不暴食，渴不狂饮"的信条，每餐八成饱。

五是"淡"。历史上巴马由于偏僻贫穷、盐价昂贵，无奈地养成了低盐、低糖、低热量、低脂肪的饮食习惯。

六是"素"。少肉，当然也与肉类、蛋缺乏有关。

（四）逼出来的"饥饿"疗法

由于长期缺乏粮食，常与饥饿相伴，长年是每日两餐或三餐，两粥一饭或一粥一饭，自然处于节食状态，歪打正着，饥饿反而使其长寿。

（五）乐观健康的心态

性格乐观，待人真诚，安于平凡，家庭和睦，邻里友善，尊老敬老。热爱生活，喜欢山歌，舒畅身心，远离烦恼，体动心静。

（六）基因遗传

巴马人祖先多是外地迁入，个子较高，人口素质好，研究人员曾对74位百岁老人进行调查，发现68%的老人来自长寿家族。

（七）良好的劳动和生活习惯

老人们生活规律，长期勤于劳动锻炼，从幼到老不停地劳作耕耘，日出而作，日落而归，晴天一身汗，雨天一身泥，每日劳作十多个小时，中饭大多数都在田间地头吃；巴马人开门见山，出门爬坡，因此练就了灵活的腿脚、壮实的身体。

巴马人的"长寿秘诀"就是简单的生活。

第三节　长寿之星

一、中国第一寿星阿丽米罕·色依提（1886至今），133岁

中国最长寿的人——新疆的阿丽米罕·色依提2019年6月25日在家中迎来133岁生日。她出生于1886年6月25日（清光绪十二年），系喀什地区疏勒县库木西力克乡拍昆吾伊拉村人。跨越了三个世纪的老人目前

六世同堂，有儿孙辈 56 人。像平常一样，生日当天，她早起喝了一碗汤饭。中午，家人给她在巴扎（集市）上买了她最爱吃的烤包子，女儿塔吉古丽·吐尔地精心制作了拉面。阿丽米罕·色依提几乎一整天在院落里度过：晒太阳，看电视，与儿孙聊天。

疏勒县库木西力克乡医院医生阿卜杜·如苏力前一天给她做了身体检查，身体无恙，血压、血脂和血糖都很正常。

2013 年，中国老年学学会公布的第六届"中国十大长寿之星排行榜"上，阿丽米罕·色依提居榜首。同年，她被吉尼斯世界纪录认证为世界上最长寿的人和世界上最长寿的女性，并颁发了这两项世界纪录的证书。

她的长寿秘诀如下。

（一）能歌善舞

老人年轻时喜欢唱情歌，现在，每天饭后依然要唱上几句，唱了 100 多年情歌，依然热情不减。

（二）保持好心情

老人 40 岁的儿子因病死亡，但她很快就从悲伤中走出来。她说："我儿子的死让我更加珍惜生命，儿子先走一步，日后还会相见，所以不难过。"

（三）喜欢劳动

年轻时的阿丽米罕常年在农田里干活，什么农活都干。年纪大了也还是闲不住，经常劳动，这样可以让身体天天都得到锻炼，舒筋活络，使血脉保持畅通。

（四）生活规律

阿丽米罕很守时，每晚 22:00 前上床睡觉，早上五六点起床，一般能睡上七八个小时。早上 8:00 左右吃早饭，在 12:00 至 13:00 之间吃午餐，晚餐也准时。

（五）饮食清淡

阿丽米罕爱吃面食，常吃汤饭、白米粥、薄皮包子等清淡、营养的食物。晚饭则很简单，主要是汤面泡馕和白菜汤。老人的肠胃功能特别好，用羊肉、洋葱做馅的包子能吃三大个，大羊肉串也能吃上两串，但从不贪吃。老人特别爱吃玉米糊糊，每周都要喝上几碗。由此可见，长寿并不需要总吃补品。老人平时最爱吃的就是五谷杂粮。长期食用杂粮，可以改善肠道环境，防治心脑血管疾病。

（六）吃七分饱

常言道，"若要百病不生，常带饥饿三分"，说的就是饮食切忌过饱。所以说，寿命是自己从嘴里省出来的。

二、长寿的大川美佐绪（日本）（1898～2015），117 岁

大川美佐绪 1898 年 3 月 5 日生，2015 年 4 月 1 日早晨 6 点 58 分在日本大阪市内一家养老院去世，享年 117 岁。她 1919 年结婚，有 3 个子女，4 个孙辈孩子和 6 个曾孙辈孩子，是日本最长寿的女性。她的一生跨越了三个世纪，经历了各种苦难，日本被战争的硝烟所笼罩时，有的人觉得唯有一死才能解脱，而这位老人却坚强地活下来。老人在经过坎坷的岁月之后，终于看到了更加幸福美好的 21 世纪。

东住吉区的区长小仓健宏探望大川美佐绪时，问她"觉得 117 年是长还是短？"她回答："很短。"小仓健宏问道："现在幸福吗？"她回答："很幸福。"

长寿秘诀：吃好睡够，意志坚定。大川美佐绪尤其喜欢吃寿司，特别是鲭鱼寿司，每个月起码吃一次。此外，她也常常运动以保持活力。有人曾问大川的长寿秘诀是什么，她淡淡地说："我也想知道。"老人把自己的长寿归功于吃得好睡得香，每晚至少睡够 8 小时。她说："吃好睡好，就能长寿。你必须学会放松。"大阪大学老年心理研究专家权藤恭之说，长

寿不仅需要合理饮食和先进的医疗保障，也与心理健康有很大关联。大川的身体一直不错，只是在 102 岁时摔伤过腿。权藤说，大川出院后回到养老院，表现出性格中坚毅的一面。

三、美国的苏珊娜·琼斯（Susannah Mushatt Jones）（1899～2016），117 岁

苏珊娜·琼斯老人于 2016 年 5 月 12 日在布鲁克林去世。117 岁的大川美佐绪逝世之后，琼斯成为了当时"吉尼斯世界纪录"官方认定最长寿的人，也是出生于 19 世纪的最后一名美国人。琼斯 1899 年出生于美国亚拉巴马州蒙哥马利市附近的一个小镇。那时候，还没有世界大战，电在人们眼中还是个奇迹。老人在漫长的一生中，见证了许多城市和地标毁于战火又重建，见证了马克·吐温笔下的镀金时代，民权运动的启蒙，脊髓灰质炎疫苗的发明和推广，第一位美国黑人总统上任……

长寿秘诀：睡很多觉、热爱家庭和对他人慷慨，而且从不抽烟和喝酒，喜欢吃烤鸡肉，作息非常有规律，一生也没有生过大病。她的家人认为，慷慨对待他人，是她长寿的原因之一，而且琼斯在乡下农场长大，进食自己种植的水果和蔬菜，也对长寿有帮助。

四、杭州长寿老人——蔡章媛（1908～2016），108 岁

蔡章媛老人生于 1908 年，过了 2016 年就是 108 岁，真正的"茶寿"。蔡老去世前和 70 多岁的女儿住在浙江萧山。女儿金新能说，老人以前在学校工作，身体很好，玩接龙、跳棋、九连环，还喜欢看小说，特别是金庸的书。

说起母亲的长寿秘诀，女儿说："我们家没有长寿遗传基因，我外婆50 多岁就过世了。"不过在日常饮食方面，蔡老从不暴饮暴食，非常均衡，不吃营养品，烟、酒、茶都不沾，只喝白开水。在作息方面，早睡早起很规律。"其实，用萧山话说，就是'无气可淘'，我妈心态蛮好的，没有什么烦恼。"

五、名人宋美龄（中国）（1898～2003），106 岁

曾经享誉国际的历史人物——宋美龄，在与时间的拉锯战中，活到106 岁。跨越三个世纪的宋美龄是难得一见的大赢家，如此旺盛的生命力也堪称奇迹。而且一般女性年过 40，皮肤开始变黑，嗓门变粗，腰围增加。而宋美龄 60 多岁时，仍然身材适中，体重始终保持 50 公斤左右。她的肌肤依然白净、柔软润泽、光彩照人。

长寿处方一：食不过饱，少食多餐。

宋美龄很注重饮食质量，少食多餐。每餐两荤、两素，每天必须就五次餐，每一次进餐也只吃五分饱，即使再喜欢吃的食物，也绝不贪食。她几乎每天都会用磅秤称体重，只要发觉体重稍微重了些，会立刻改吃青菜沙拉，不吃任何荤的食物。菠菜是宋美龄每餐必吃的，她还非常喜欢吃西芹，有一阵子，她几乎每顿饭都要吃西芹肉丝。

饮食平衡，粗细搭配，荤素结合，多吃绿色蔬菜和水果。不暴饮暴食，不过饱过饥。进食太多，会引起肥胖而早衰。饮食搭配合理，能量平衡，可延缓衰老。

长寿处方二：穴位刺激，坚持按摩。

宋美龄始终保持冰肌玉肤，原因之一就是坚持天天按摩。每天午睡前或晚上临睡前，两名护士轮流为她按摩。一般是从眼睛、脸部到胸部、腹部再到下肢、脚背、脚心。

多做穴位按摩，能够促进血液循环，为体内各组织提供更充分的氧分和营养成分，活跃新陈代谢。另外，通过按摩各反射区的穴位能够调节人体机能，从而使不适症状消失，血液恢复正常循环。

长寿处方三：晚睡晚起，睡眠充足。

宋美龄平时的作息很有规律。每日里作画、读书的时间一般不会超过2 小时。晚上看一小会儿电视，或弹半小时钢琴。她一般 23:00 左右上床

休息，第二天早上 9:00 以后起床。

长寿处方四：心境平和，不大喜大悲。

宋美龄同普通人一样，有七情六欲，有喜怒哀乐。然而，她的身世、学识、情趣和文化背景决定着她有很高的自控能力。每当她碰到不愉快的事情，有个好习惯，就是找熟人聊天，说说心中的话，使郁积之气一扫而光，闲聊中排解焦虑。

"看得开，放得下"，是一种大智慧，七情太过，不利健康。精神状态不佳，能使中枢神经传导受阻，体内各器官系统生理功能失常，使呼吸、心律紊乱，身体无力，神经功能失调，内分泌紊乱，加速衰老。胸怀坦荡，心情好，不为得失而悲喜，就会使人体气血调和，心情开朗，精神振奋，延年益寿。

长寿处方五：阅读、书画，培养良好的个人爱好。

阅读是宋美龄长年的习惯，每天必阅各大英文报纸。闲时就画国画、写毛笔字。因为研习绘画必须精神集中，杂念尽除，心平气和，神意安稳，意力并施，使全身血气通畅，体内各部分机能都得到调整，大脑的神经系统获得平衡，有效地促进血液循环和新陈代谢。

琴棋书画是中国古人颇为赞许的兴趣爱好，养鱼喂鸟、种植花木也是有益身心健康的活动。音乐是生活的"调味剂"，节奏鲜明的乐曲，可以激发人的精神与体力；节奏舒缓的乐曲，有助于人们平静心情。

长寿处方六：戒烟。

烟损容颜，吸烟无论对自己或身边的人都会造成伤害。香烟中的尼古丁会逐渐破坏呼吸系统，并引起其他慢性疾病，而且尼古丁还会使血管收缩，令皮肤不能吸收足够氧气，再生能力下降，容易出现皱纹，肤色也会变得枯黄。年轻时期的宋美龄唯一的嗜好就是吸烟，蒋介石生前多次劝她戒烟，但都未戒成。蒋介石去世以后，她下定决心把吸了 60 多年的烟戒掉了。

六、带着糖尿病活过百岁的陈立夫（1899～2001），102 岁

陈立夫，浙江吴兴人，国民党元老，官居国民政府教育部长等要职。他认为长寿首先要有先天禀赋，他主要有四种：一是能睡，入睡快，睡则熟睡；二是脾气好，往往遇到困难责己不怪人；三是记忆力强；四是做事有恒心。陈老一生经历 11 次大难不死，先后患过糖尿病，胆囊、膀胱结石，还有恶性肿瘤，以顽强的毅力综合治疗，竟然活过了 102 岁。1990 年 8 月 27 日在纽约庆祝陈老和其夫人孙绿卿女士九十双寿宴会上，他总结了长寿要有"四老"，即老健：养身在动，养心在静，心身健康，要有朝气。老伴：爱其所同，敬其所异，和顺相处，互敬互爱。老友：以诚相见，以礼相待。老本：取之有道，用之有度，经济独立，无须求人。在百岁寿诞时，他总结的养心秘诀是"养身在动，养心在静，饮食有节，起居有时；物熟始食，水沸始饮；多食果菜，少食肉类。头部宜凉，足部宜热；知足常乐，无求常安；减少俗务，寻求安宁"。追求"无求于人品自高"，淡泊名利。从 80 岁生日起，不剪彩，不证婚，参加婚礼、寿宴不发言，不任治丧委员会主任、委员，减少了许多不必要的麻烦。

陈老也是一位书法家，对书法养生有独到见解，他的健康长寿也得益于书法养生。他认为，写书法能入静，能排除杂念全身放松，使全身各个系统协调运动，以书法修心养性、增强体质，陶冶性情。

七、艾玛·莫拉诺（Emma Morano）（意大利）（1899～2017），117 岁

艾玛·莫拉诺，女，意大利人，出生于 1899 年 11 月 29 日，2017 年 4 月 15 日在位于意大利北部小城韦尔巴尼亚的家中逝世，享年 117 岁。1926 年结婚，育有一个孩子却不幸夭折。

莫拉诺一直工作到 75 岁才退休。

在逝世前，莫拉诺已经数年没有走出家门，她一直坚持独自居住，直到 2015 年才请了一名全职护理员。

她生前是世界上出生于 19 世纪且仍健在的最后一人，也是人类迄今为止有记录的第五长寿的老人。她的人生跨越了三个世纪，见证了两次世界大战，并且经历了 90 届意大利政府。

长寿秘诀：每天喝一杯自己酿制的白兰地，长时间规律地生活。她的饮食很有特点：从 20 岁开始，她就遵从医生的嘱咐，一天吃一个生鸡蛋和一个煮鸡蛋。此外，她早上吃一点儿饼干加牛奶或白开水，中餐通常吃面条配一小片红肉，晚餐只是一杯牛奶。她的睡眠同样很有规律，而且时间很长：每天 19:00 上床，早上 6:00 起床。

她的家庭医生则认为，莫拉诺的长寿更多来自基因。她的母亲活到 91 岁，两个妹妹也都达到百岁高龄，其中一个妹妹活到了 102 岁。另外，莫拉诺坚强的性格也对长寿大有帮助。

八、长寿老人——格特鲁德·薇弗（Gertrude Weaver）（美国）（1898 ~ ？）

格特鲁德·薇弗是在 2014 年在阿肯色州首府小石城的一家健康康复中心度过自己 116 岁生日的。当时美国人口普查数据确定了薇弗是美国年龄最大的老人。老年人医学研究小组发现薇弗在 1900 年人口普查时被记录的年龄是 2 岁，1915 年的结婚证上的年龄是 17 岁，以此确定了她的出生年份。

薇弗于 1915 年结婚，她和丈夫育有 4 个孩子，其中 3 个已经离世。老人在 104 岁的时候曾遭受髋骨骨折，康复后被孙女接回家，在 109 岁的时候又重新来到康复中心。

老人称有三件事是很重要的：相信上帝、勤奋以及爱每一个人。她说："你要相信上帝，而不是其他人；要听话，守规矩，不需要去担心任何事情。这些事情我已经遵守了很多年，所以我才不感到疲劳。"

九、路易斯·赖纳（Luise Rainer）（奥地利）（1910 ~ 2014），104 岁

路易丝·赖纳出生在奥地利维也纳一个颇具艺术传统的家庭里，从小就在奥地利和德国巡回演出舞台剧。1935 年，由于德国纳粹的排犹政策，

随父亲移民到了美国。同年，意外地被星探发现，受到米高梅电影公司的青睐，开启了她在好莱坞的演艺之路。她是第一位蝉联奥斯卡最佳女主角奖的演员，也是最长寿的奥斯卡影后。

路易丝·赖纳有两次婚姻。1937 年，她与编剧克利福德·奥德茨（Clifford Odets）结婚，三年之后离婚。1945 年，与出版商罗伯特·尼特尔（Robert Knittel）结婚，育有一女。

1997 年 87 岁时，在《赌徒》中饰演了一位祖母。晚年在《恋恋诗情》和纪录片《好莱坞华人》中出演自己。

离开好莱坞之后，路易丝·赖纳常年定居在英国伦敦。2003 年的第 75 届奥斯卡颁奖典礼上，她与 50 位奥斯卡得主一起接受观众的致敬。

2014 年 12 月 29 日，因肺炎在英国伦敦家中逝世，享年 104 岁。

长寿秘诀：对生活充满好奇心和求知欲。她说："如果你失去了好奇心和求知欲，就会死亡。世界上有无穷的知识需要人们去探索，掌握这些知识是多么不可思议。我还有很多事情不知道。"新近研究表明，对身边的人和周围世界充满好奇，可以让社交生活更加丰富，提升幸福感和生存价值。充满好奇心的人，往往更有生活情调。

十、饱经风霜的百岁著名学者——马寅初（1882～1982），100 岁

马寅初，浙江嵊县（现嵊州市）人，近代史上著名的经济学家、教育学家、人口学家。早年留学美国获双博士学位，曾任浙江大学、北京大学校长，获首届中华人口奖特别荣誉奖，有"中国人口学第一人"之称。大半生历尽坎坷，20 世纪 50 年代，从我国人口的实际情况出发作出了精辟预见，因发表了《新人口论》而遭批判，1962 年被迫辞职。身处逆境，保持乐观。不管政治风云如何突变，坦然面对。生活规律，喜爱运动，常举石担。白天工作，晨起锻炼，晚上学习，睡前用冷热水交替洗浴——这是他的"长寿洗澡法"，40 年如一日坚持不断。此法是他早年在耶鲁大学求学时从一位 93 岁鹤发童颜的医生处学来的，其长寿的秘诀是几十年的热

水、冷水浴，即热冷水交替洗浴，先热后冷，热冷交替。

马寅初的另一个长寿之道是登山。他曾在 20 世纪 40 年代被软禁在重庆的歌乐山，每天登主峰云顶寺，往返 5 公里多只需 1 小时。1957 年受到批判后赋闲在家，常与家人到京郊登山。按时进餐，不挑食，不抽烟，不饮酒，不喝茶，不偏食，不暴食。他认为崇高的信仰、钢铁的意志、大海的胸怀是一个人生命力的基础。

马寅初的夫人张桂君达 104 岁高龄，生性喜爱劳动，年逾百岁还能穿针引线。

十一、莱昂德拉·贝塞拉·伦布雷拉斯(Leonfra Besella Lumbreras)（墨西哥）（1887～?）

伦布雷拉斯 1887 年 8 月 31 日出生，2014 年满 127 岁，当时是全球最长寿的人。

年轻的时候，伦布雷拉斯曾经参加过墨西哥革命，是个女兵。她的家人说，老太太虽然已经失聪，并且罹患白内障，但还是经常向家人讲述革命事迹。不过老太太说，长寿最大的坏处是白发人送黑发人，她已送走了五名子女还有几名孙辈，但还是会调节好心态，坚强的活下去。长寿秘诀：爱吃巧克力，睡眠充足以及爱唱歌。

十二、让娜·卡尔曼（Jeanna Calment）（法国）（1875～1997），122 岁

法国的让娜·卡尔曼夫人，生于 1875 年，1997 年去世，享年 122 岁。在 121 岁生日时，有人问她长寿的秘密，她微笑着回答说："我一直很平静。"她在 100 岁时还骑自行车。她最喜欢吃的菜肴是炸土豆和炖肥肉，也喜欢吃巧克力和糖果。在她 117 岁时，有人建议她戒酒戒烟，但她毫不理会。一生从未生过一天病。她的长寿，几乎违背了健康专家所有的戒律。

十三、伊丽莎白王太后（Elizabeth Angela Marguerite Bowes-lyon）（英国）（1900～2002），102 岁

英国王室的老寿星王太后 2002 年去世，享年 102 岁。她出生于 1900 年，尽管生逢血腥、混乱的时代，却以非凡的智慧度过动荡的岁月，使她美名远扬。二战初期，英国面对德国几乎是孤军奋战，但她与国王鼓舞士气，誓死保卫祖国。在纳粹对英国发动闪电战期间，人们强烈要求国王和王后把公主伊丽莎白和玛格丽特转移到加拿大。但是他们拒绝了，她说："孩子们离不开我，我离不开国王，而国王也离不开祖国。"二战结束后，英国物资紧缺，国家实行配送制。她主动放弃自己和家人的份额，并拿出家中的财物捐献给国家，激励了千千万万英国民众的爱国热情。

长寿秘诀：健康计划要趁早。她在官方传记《伊丽莎白女王的母亲》中透露了她的长寿秘密：直到晚年被疾病困扰时，才意识到年轻时不饮酒、不吸烟、不吃垃圾食品、做适量运动的重要性。要想长寿，不要打事后如意算盘。保护身体是一项长期投资，健康意识树立得越早越好，这些意识会"指挥"你保持好的生活习惯。

十四、摩斯奶奶（Anna MaryRobertson Moses）（美国）（1860～1961），101 岁

美国著名画家摩斯奶奶 87 岁时才开始绘画创作，直到今日还能在美国各个博物馆见到她的画作。她曾说，绘画并不是重要的，重要的是让自己忙碌起来，而且要多与年轻人相处，这可以让你保持一颗年轻的心，也会让笑容常停驻在你的脸上。很多人"人未老，心已老"，总把"我都这么大把年纪了，还能干嘛呀""这是年轻人做的事，我做多不合适"这样的话挂嘴边。其实，年龄不应成为借口。

长寿秘诀：忙碌起来，保持心态年轻。

十五、喜剧演员乔治·伯恩斯（George Burns）（美国）（1896～1996），100岁

美国著名喜剧演员乔治·伯恩斯在回忆录《如何活到100岁》中分享了他的长寿秘诀，就是避免焦虑、压力和紧张。此外，多做伸展运动、散步、常吃西梅也是他的养生之道。

研究显示，人体60%～90%的疾病与压力有关。面对压力，人体会本能地进入一种应激状态，自动分泌儿茶酚胺类物质，使得血压升高、心率变快，有可能诱发心肌梗死、心绞痛等疾病。长期生活在压力下，还会导致与情绪和认知功能障碍相关的大脑内侧前额叶皮层容量减小，进而影响记忆力和学习能力，出现丢三落四、注意力不集中、记忆力减退等症状。

长寿秘诀：丢掉压力，喜欢散步。

十六、长寿的民国第一外交家——顾维钧（1888～1985），98岁

顾维钧是中国近现代史上最卓越的外交家之一，被誉为"民国第一外交家"。1919年，在巴黎和会上，他就山东问题代表中国发言，驳斥了日本的无理要求，并拒绝在条约上签字，语惊四座，声名鹊起。

顾先生生于1888年。1983年，96岁的顾维钧出版了他的自传。1985年他在纽约去世，享年98岁。他长寿的秘诀在于一个"睡"字。

顾维钧曾说，有人把睡和醒截然分开，认为"醒"才是人生，睡着了浑浑噩噩，南柯一梦，属于非人生。他认为"睡"也是一种重要的人生，他这一生就非常注意睡。要保证醒时的理性和工作效率，"睡"可以算得上是人生第一要务。

顾维钧很注意睡眠。夫人严幼韵在照顾他的日常起居生活时，就很注意安排他的卧室和寝具。对于枕头的选择，严幼韵也是颇费了一番苦心。首先，不让他睡高枕头。因为平躺时枕头过高，就像站立时的低头位，因颈部过于屈曲而压迫动脉，妨碍血液循环；侧卧时枕头过高，会使同侧肌

肉及韧带疲劳、松弛而造成肢体麻木、疼痛及运动障碍。高血压病、颈椎病、动脉硬化者尤其不宜睡高枕头。顾维钧钟爱菊花，因此也有睡菊花枕的习惯。菊花枕具有醒脑明目、祛风清热的作用，所以陆游有"头风便菊枕"的诗句。

顾维钧在睡觉中途还要加餐一顿。他习惯晚上 23:00 睡觉，第二天早上 10:00 起床。夫人严幼韵唯恐他从晚餐后到第二天早餐之间的十多个小时内不吃东西，对健康不利，因此规定他每天清晨 5 点醒来后，要喝一杯牛奶，吃一点点心，再继续睡觉。

第三章　决定健康长寿的因素

有研究指出：个人健康与寿命15％取决于遗传因素，10％取决于社会条件，8％取决于医疗条件，7％取决于自然环境，60％取决于自己习惯的生活方式。人的自然寿命与其亲代的自然寿限有一定的关系，开朗、乐观、积极是健康长寿的首要因素。简单、平静、安详的生活和轻松愉快的心情是长寿的基础。

传统道教认为"我命由我不由天"，寿命长短，掌握在自己手中。只有学会科学地生活，才能长寿可期。

绝大多数的人都未能活到应有的寿限而过早的死亡，主要原因是疾病、外伤或其他意外过早地夺走了他们的生命。

广义上讲，影响生物寿命的因素分为先天因素和后天因素，也叫内因和外因。外因主要取决于社会条件、经济条件、生活环境、意识形态和社会风尚等；内因除遗传因素外，还受疾病、意外伤害和衰老的影响。

一、疾病

据统计，疾病引起的死亡占91.26％，是健康的重要杀手，也是影响寿命诸因素中最重要的因素。随着医学的发展，疾病谱也在不断地变化：20世纪初，危害生命的主要疾病是传染病、肺炎等，现在对人类生命威胁最大的是心脑血管疾病、肿瘤和意外伤害等。还有一些疾病如免疫缺陷、阿尔茨海默病等对人类的健康和生命也造成了很大的影响。

二、衰老

生理功能逐渐减退称为衰老。人到45岁以后开始出现老化现象。衰老是自然界存在的普遍规律，是不以人的意志为转移的生物学法则。随着医学的发展，衰老之谜或许很快被破解，只要能顺应这种规律并采取相应的措施与对策，推迟衰老的发生、发展也是完全可能的，人类寿命将会大大延长，使大多数人都能活到大自然所赐予的最高寿限。

衰老的第一层原因是遗传因素，这是长寿的必要条件。第二层原因，是自由基。在人的生命过程中，产生了大量的对人体组织细胞有巨大杀伤力的"自由基"，它是引起衰老的主要原因。

我们通常把异常活泼的具有不成对电子的分子或原子团称为自由基，人体产生的活性氧自由基，是正常代谢的中间产物，在细胞代谢过程中连续不断地产生，它对我们的健康具有双重作用。过多的自由基产生的强氧化作用会毒害细胞组织、生物膜，对人体细胞有害，引起代谢失调从而破坏正常的生理功能，导致疾病和衰老；但低浓度的自由基在调节和对抗局部感染等方面有一定作用。

人体内还存在一套自由基清除体系——抗氧化酶和抗氧化剂，担当此重任的是两种酶，一种是超氧化物岐化酶（SOD），一种是过氧化氢酶（CAT）。在它们的作用下，将活性氧分解成氧和水分子，清除多余的自由基，使体内自由基的产生和清除保持动态平衡，机体处于健康状态。

（一）影响衰老的因素

衰老的首要原因是中枢神经的衰竭。人的体内约有 10 万亿个细胞，生命基本活动就是新陈代谢，也就是人一出生就有旧细胞死亡，新的细胞取而代之，但新的细胞的数量和功能不会与旧的细胞完全相同。如果能完全相同，那么我们就会永生，事实并非如此。人越老，死亡的细胞就越多，替补的新细胞形成结缔组织，它不能履行旧细胞的功能，结缔组织中有很多脂褐素细胞，它会侵入正常细胞，杀死中枢神经的正常细胞，神经细胞不能被修复，存活的细胞超负荷工作，于是逐步趋向衰竭。

（二）抗衰老

抗衰老的目标不是将自由基从体内彻底地清除出去，而是将体内的自由基数量维持在一个适当的水平，这样才能达到一个既能保证健康又能延缓衰老的平衡状态。抗衰老必须采取综合措施积极治理。从 20 岁就要着手抗衰老工作，肌肤真正开始老化的最早表现是胶原蛋白的流失，肌肤弹性的下降，它远远早于表情纹的出现。尤其是女性要早早开始进行抗衰老的准备。食补、锻炼、护肤全面进行。

第一节　遗传因素

遗传因素是健康长寿的关键因素之一，也是唯一的先天原因。人们发现：在肯定第一、二胎有长寿遗传优势的同时，还发现多代连续长寿遗传优势和母系（曾外祖母、外祖母……）长寿遗传优势，合称寿命遗传三优势。而且连续两代长寿的居多，且以第一、二胎出生长寿的概率较大。长寿者其家族长寿的现象较为明显，家族长寿的（指祖父母、父母、或外祖父母中有人曾活过 80 岁）超过半数。然而高血压病、青光眼、糖尿病等疾病也明显表现出遗传性。

生物学家发现了决定生物寿命长短的最为关键的先天因素。在动物细胞中，位于真核细胞线状染色体（即 DNA）末端，一种名为"端粒"的 DNA–蛋白质复合体，它以与端粒结合蛋白共同构成的"帽子"结构的特殊方式，保护染色体的完整性和控制细胞的分裂周期。端粒随着细胞分裂的次数而逐渐缩短，当缩短到一定程度时，细胞便开始老化直至死亡。端粒的长度决定着生物的寿命。端粒越长，生物的寿命越长，反之，则寿命越短。因此，端粒也被科学家们称之为"生命时钟"。

一个人的自然寿命由遗传决定，但先天遗传寿命水准要通过后天的努力来具体实现。如果处理得好先天决定的寿命会延长，反之先天决定的寿命会缩短，因为基因的表达要通过后天的努力来具体实现。

寿命问题是基因的一个程序表达。人们可以从自己的长辈那里对自己的寿命水平作一个大致的估计。一般说来，长辈有什么问题，自己出现相同问题的概率比较高，这样就可以有针对性地进行预防。一个人能活到70岁，说明基因没问题。

从理论上讲，没有遗传就没有生物的繁衍。生物的特性是由遗传的特性决定的。所谓"龙生龙，凤生凤，老鼠生崽打地洞"是遗传特性的普遍现象。遗传又具有特异性，遗传的特异性就决定了生物种类的多样性。对于人类来说，每个人不仅是外貌，而且性格都不一样，这是一种遗传特异现象。在自然界不仅存在种群特异现象，也存在种群的特异寿命。每一种群的寿命几乎是固定的，也就是说，与寿命有关的遗传物质即所谓基因是固定的。这就说明了为什么有的人寿命长，有的人寿命短。其中的原因就是父母基因遗传。

相对于大部分动物，乌龟具有得天独厚的"长寿基因"。它不但"生命时钟"长，胚胎细胞的分裂代次更是能达到110代左右，因此，由于先天因素，它比一般动物的寿命都要长。它的生活习惯也会影响到它的寿命，乌龟不但行动缓慢，更是一个十足的"懒鬼"，它一天里的运动量极其少，体能消耗小，新陈代谢也就变得极其缓慢。它一年里既要冬眠还要夏眠，一天就能睡15个小时以上，全年有10个月的时间在睡觉。它可以数月不吃不喝。

第二节　环境因素

环境是相对某一中心事物而言，是与该中心事物有关的周围一切事物。对人类生存而言，环境系指人类赖以生存的空间及其所包含的各种因素，是一个很大的范畴与非常复杂的系统，它为人类提供赖以生存的空气、阳光、食物、水源、土壤、植被等物质基础，同时还提供人类在智力、道德、社会人文等方面获得发展的社会环境基础，是围绕人的客观事物的总和。

WHO公共卫生专家委员会为环境下的定义：环境是指在特定时刻由

物理、化学、生物及社会各种因素构成的整体状态，这些因素可能对生命机体或人类活动直接或间接产生暂时或远期作用。人类环境分为自然环境与社会环境。按环境的性质分为物理环境、化学环境、生物环境、社会环境。

根据宇宙演变和生物进化论，人类大约在 200 万年前在地球上出现，是地球环境演变到一定阶段的产物。在这一漫长的过程中，人类既是环境的适应者，又是环境的改造者。人类与环境不仅在物质上有统一性，而且它们之间还进行着物质及能量交换，并保持动态平衡。这种平衡是确保人类得以生存与保持健康的最基本的条件，这一平衡一旦被破坏，人类健康和生存都将受到威胁。

人类的寿命与环境有关，这里的环境不仅指人类生存的外部环境，还指人体的内环境。环境可以通过损伤、疾病等方式影响衰老的进程，内外环境对衰老进程与寿命均有重要影响。

随着工业化进程加快，环境污染越来越重。无论是空气、紫外线还是饮用水，都在严重影响肺、心脏等身体核心器官的健康。肺，直接连通于外部环境。因此，肺更容易受到伤害。而心脏就像全身的"发动机"，时时刻刻都在跳动。一旦心脏出现问题，就会影响身体健康。

一、自然环境

自然环境系指围绕着人群的空间中直接或间接影响人类生活生产的一切自然形成的物质及其能量的总体。它是人类赖以生存的物质基础，可分为大气环境、水环境、土壤环境、生物环境、地质环境等。

自然环境又可分为原生环境与次生环境。

原生环境（又称第一类环境），是天然形成的，指未受或少受人为因素影响的环境。如人迹罕至的高山荒漠、原始森林、冻原地区及大洋中心区等。在原生环境中按自然界原有的过程进行物质转化、物种演化、能量和信息的传递。原生环境中有着许多对人体有益的因素，如含有正常化学组成的空气、水、土壤，随着人类活动范围的不断扩大，原生环境日趋缩小。

从地质学上来说，原生环境是指从循环雨水的最低水平向下延伸直至能够形成正常岩石的最深水平的环境。这是一个高温与高压的环境，在这个环境中，流体的循环受到限制，游离氧的含量比较低。但原生环境中也存在着一些对人体健康不利的因素，如地壳表面化学元素分布的不均，使某些地区的水和（或）土壤中元素过多或过少，从而引起某些特异性疾病，即生物地球化学性疾病。

次生环境（又称第二类环境）指人类的社会经济活动造成对自然环境的破坏，改变了原生环境的物理、化学或生物学的状态而形成的环境。与原生环境相比，其中物质的交换、迁移和转化，能量信息的传递等均发生了巨大的变化，自然环境中受人类活动影响较多的地域，如耕地、种植园、鱼塘、人工湖、牧场、工业区、城市、集镇等，是原生环境演变成的一种人工生态环境。其发展和演变仍受自然规律的制约。

中国人历来都十分强调人与自然的和谐，在一定程度上，人都有适应环境的能力。古老的风水术其实就是探讨如何寻找并提供这种环境的理论。风水又称"堪舆"，"风"与"堪"指"天道"，是人周围的天文条件。"水"与"舆"指"地道"，是人周围的地理环境。风水实际上是中国人的天地观或自然观，强调人与环境和谐相处，而不是一味的"改造"、破坏环境。在一定意义上讲，风水是集地质地理学、生态学、伦理学、建筑学及美学等于一体的综合性的、系统性的古代建筑规划设计理论。

高山之上，森林茂盛、阳光充足、空气清新、泉水潺潺、鸟语花香、风景秀丽、环境幽静、远离闹市、极少污染等等，美好的环境对于促进人们的身心健康有着十分重要的意义。

孙思邈《千金翼方》中指出，"山林深远，固是佳境……背山临水，气候高爽，土地良沃，泉水清美……地势好，亦居者安"。行宫庙宇也多建在秀丽名山之上，《增广贤文》云："世间好语书说尽，天下名山僧占多。"

人类适宜居住的环境，基本要具备：清洁充足的水源，清新的空气，充足的阳光，良好的植被以及幽静秀丽的景观。

不良的自然环境包括：不良的地理条件，地壳化学元素分布异常，地理环境中有害的放射物质、某些微量元素的缺乏或过剩等。社会的发展，使人类进入工业社会，在大城市繁荣的背后，也带来了生态环境的破坏，如耕地面积锐减，森林（被称之为"地球之肺"）逐渐萎缩，水土流失，草原退化，气候恶化，大气、水源污染，造成环境质量下降。

海拔也是影响寿命的重要因素，其与寿命长短的相关性仅次于经济水平。海拔反映一个地区的自然地理环境，一般海拔越高生活环境越恶劣，低氧、强日光辐射、寒冷、低湿度及大风会影响人体健康。西藏人均寿命就受到海拔因素的制约。

人们居住环境的选择，应尽量避开不利于人体健康的矿藏、水源、高压线、强磁场及有放射线的地方营建生活区。异臭、噪声皆为不良居住环境。住宅选址宜选择依山傍水的地势。国家重视民生工程，通过城市绿化，建造喷泉、街心花园、园林景观，给居民营造一个优美的环境。住宅朝向：就我国大部分地区而言，坐北朝南为最佳。室内环境：理想的居室环境，除居室结构适当、居室内微小气候适宜、室内采光适中及居室通风良好外，装修与入住均应讲究科学，居室的污染主要是甲醛等有害气体及大理石等天然石材的放射性。居室色调也应注意。

二、社会环境

社会环境是指人类在自然环境的基础上，通过长期有意识的社会劳动、加工和改造的自然物质以及创造的物质生产体系，积累的物质文化等所形成的环境体系，是与自然环境相对的概念，是对我们所处的社会政治环境、经济环境、法制环境、科技环境、文化环境等宏观因素的综合。社会环境一方面是人类精神文明和物质文明发展的标志，另一方面又随着人类文明的演进而不断地丰富和发展，所以也有人把社会环境称为文化—社会环境。可分为交通环境、聚落环境、文化环境等。

人不能脱离社会而生存，必然要受到社会经济、教育、文化、宗教、人口、风俗习惯等因素的影响。社会环境对我们职业生涯乃至人生发展都有重大影响。狭义的社会环境仅指人类生活的直接环境，如家庭、劳动组织、学习条件和其他集体性社团等。社会环境对人的形成和发展进化起着重要作用，同时人类活动给社会环境以深刻的影响，而人类本身也在适应改造社会环境的过程中不断变化。

三、人体的内环境

人体细胞在体内直接所处的环境即细胞外液，称为内环境，简而言之就是人体内的环境。内环境是细胞直接进行物质交换的场所，是细胞直接生活的环境。细胞代谢所需的氧气和各种营养物质只能从内环境中摄取，而细胞代谢产生的二氧化碳和代谢终末产物也需要直接排到内环境中，然后通过血液循环运输，由呼吸和排泄器官排出体外。此外，内环境还是细胞生活与活动的地方。因此，内环境对于细胞的生存及维持细胞的正常生理功能非常重要。内环境的相对稳定是机体能自由和独立生存的首要条件。

人的寿命与人体的内环境有密切的关系。内环境通过损伤、负荷、疾病等方式影响寿命。如细胞内氧负荷对细胞的衰老有直接的影响。氧自由基可引起 DNA 的损伤，是影响衰老过程的重要因素。细胞内线粒体中约有 $1\% \sim 4\%$ 的氧分子能变为氧自由基，氧自由基可引起生物大分子广泛的氧化损伤，导致蛋白质的失活和降解，以及 DNA 中碱基交换和单链断裂。同时，蛋白质和 DNA 等生物大分子与葡萄糖缓慢进行非酶糖基化，这些糖基可逐渐氧化，进而使蛋白质、酯类和核酸（如 DNA）广泛交联，形成脂褐素（老年斑）、胶原与弹力蛋白等发生交换，使结缔组织与心肌僵硬，含水量下降，皮肤皱缩、肌腱与血管失去弹性，从而导致老化。

衰老的自由基学说是美国科学家德纳姆·哈曼（Denham Harman）博

士在 1956 年提出的，他认为衰老过程中的退行性变化是由于细胞正常代谢过程中产生的自由基的有害作用造成的。生物体的衰老过程是机体的组织细胞不断产生的自由基积累的结果，自由基可以引起 DNA 损伤从而导致突变，诱发肿瘤形成；还能使蛋白质、核酸等大分子交联，影响其正常功能。自由基抑制剂及抗氧化剂可以延长细胞和动物的寿命。体内自由基防御能力随年龄的增长而减弱。寿命长的脊椎动物，体内的氧自由基产生率低。随着抗氧化酶的减少，清除"自由基"的能力减弱，人体衰老的进程逐步加快。但是，自由基是衰老的原发性原因的可能性不大。

自由基的产生有内源性和外源性两种。内源性自由基，主要是来自线粒体电子传递链和一些氧化酶，它们一般参与信号传递和免疫反应等生理功能。多余的自由基就会造成细胞损伤。外源性自由基主要来源于环境因素，如阳光和其他光线的辐照，有害物质入侵也会刺激细胞产生自由基。例如水在电离辐射下便会产生自由基。吸烟、工业废气、汽车尾气、农药和其他污染等，甚至营养摄入不均衡、高油温炒菜都可以产生大量的自由基。

目前，彻底分解活性氧的药物也有了一定的进展。

第三节　社会因素

我国人均预期寿命最长的地方是上海，达 83 岁，上海女性预期寿命更高达 85.2 岁；而西藏虽然改善幅度最大，但目前的人均寿命预期仍低于71 岁。

从 1990 到 2013 年，中国的年人均 GDP 由 1664 元上升至 41908 元，与之相伴随的是中国人均寿命预期的大幅度提高。而且，中西部省份比东部较发达地区的提升幅度更大。

这二十多年间，中国人均寿命预期的改善幅度呈明显的自西向东递减的规律。西部的新疆、西藏、青海、四川、甘肃、贵州等地提升幅度均在10 年以上，而东部地区的改善幅度普遍低于 8 年。就全国而言，人均的预期寿命逐年增加。

这一成绩的取得与中国社会经济的快速发展，以及在公共卫生领域的持续投入有着密切的关系。中西部原本的经济和公共卫生基础比较薄弱，因此其改善幅度也会更大。

哪些因素导致各地区的人口寿命预期会呈现如此大的差异？经济水平是最主要的因素。它通过制约居民收入、医疗设施、医务人员的数量和服务质量等因素，进而制约各地区的人均寿命水平。生产力的发展，生活质量的提高，医疗保健条件的改善，为人均寿命不断延长提供了物质基础；与此同时，人类在同疾病、衰老、死亡的抗争中也积累了丰富的经验，在临床医学、预防医学、康复医学、保健医学的基础上，形成了自我保健医学。预期寿命最高的天津、北京、上海三地的人均 GDP 高于 10 万元，而最低的西藏、贵州人均 GDP 皆低于 3 万元。从世界范围看，加拿大、澳大利亚、瑞士、日本等发达国家的国民预期寿命也最高。

从世界范围上看，新西兰的养老制度很有借鉴意义。新西兰的养老金制度规定，不管是新西兰本国公民，还是有永久居留权的外国人，只要年龄满 65 岁，在新西兰住满 10 年，就有资格申领养老金。新西兰实行的是人人平等的养老金制度，不管你退休前是做什么的，不管你对这个国家是否有贡献，不管你有多少资产，不管你有多少负债，均一视同仁。

新西兰没有老干部局、老干部处之类的机构，即使是新西兰总理，65 岁退休后，待遇也和普通人一样，也要从工收局领取和一生没有任何工作的流浪汉一样多的养老金。但是参加过战争的复员军人、残疾人和高龄老人有特殊待遇，他们的养老金稍微高一些。

新西兰的养老金条例规定，养老金的金额不能低于社会平均工资的65%，现在的养老金全额每月约合人民币 6500 元左右。尽管一些老人团体普遍认为目前养老金数额相对于社会平均工资偏低，但由于看病、出行均免费，这些钱足以保证老人日常生活所需，并有质量地生活。

新西兰的一项社会调查显示，75 岁以上的老人是幸福感最强的群体。

新西兰政府对老人的照顾无微不至，老人的生活有充分保障。新西兰的老人很少有和子女一起居住的。在他们看来，他们有他们的生活，子女有子女的生活，太多的人住在一起必然影响生活质量。

在新西兰，从未有过卖身救父的壮举，也没有孝子十年如一日侍候病床上的老人的佳话。老人心里没有连累晚辈的负疚感，幸福感才会更踏实，真正实现老有所乐。

刚刚退休的老人，如果喜欢自己收拾花园、家居，那就选择居家养老。居家养老的老年人如果生活有障碍，他们会得到来自社区的帮助。社区中心的工作人员和义工会定期帮助老人洗澡、购物，甚至是医学护理。年龄再大一些的，更多的老人选择入住养老院。养老院又分为退休村和医院级养老院两种。生活完全自理的入住退休村，退休村一般在风光优美、安静平和的地区，配有注册护士、护理员以及必备的医疗设备等。老人可以选择每人一座独立的房子，也可以选择舒适易打理的公寓。不管哪种选择，都是既方便又安全的。

失去生活自理能力的老人会被安排住进医院级养老院，这种医院级别的养老院配有全天 24 小时值班注册护士和护工，为老人提供洗澡、换衣、喂饭等全方位护理。

在新西兰，很少有员工请事假去照顾生病的老人。因为在新西兰的医院，病人一旦住院，所有的护理服务全部由医院提供，医院也不允许病人家属参与护理。而老人出院后生活如果有不方便，社区也会伸出援手，解决子女的后顾之忧。

老人今天生活幸福，对明天才会有安全感。新西兰的做法是，老人的晚年幸福，靠政府、靠制度来保障，而不是仅仅依靠他们的子女。

有的国家如泰国对老年人服务也很周到：有老年人俱乐部、养老院（有公立与私立之分）、老人热线、免费医疗、老人法律咨询、手杖银行等等。

第四节 个人因素

健康长寿，按照世界卫生组织的说法：个人因素（有理解为个人的生活方式）的影响占了 60%，但是太笼统了。从当今我国的国情来看，人的健康长寿与个人因素关系密切，但也是与家庭因素是密切相关的，尤其在中国的传统文化背景下，主动权实际上并不在本人。一个人成年前靠父母的呵护、家庭精心的培育才能健康成长，为日后的个人发展打下了良好的基础。成年后通过自己的努力拼搏才能在事业上奠定坚实的基础；即使在刚参加工作的几年，正是忙于事业、拼命工作之时，要求他去思考如何健康长寿，那也是不现实的。到了晚年，特别是当生活不能自理的时候，他也是无法保障自己的健康的，还得靠子女精心照顾。因此，成年前与年老这两个阶段的健康与寿命取决于他的家庭（或者是社会组织或国家）。健康长寿实际上是建立在一个和睦家庭的基础上，通过自己包括上下两代人的无缝接力而实现的。当然个人生活方式的作用也是至关重要的。

在欧美许多国家，年满十八岁，就要自食其力。美国前总统奥巴马，有个弟弟叫马克·恩德桑乔（Mark Okoth Obame Ndesandjo），先后毕业于布朗大学、斯坦福大学，获得学士、硕士学位，在美国的电信公司工作。2001 年"9.11"事件后失业，来深圳打工，开一家烧烤店谋生。当奥巴马到中国访问时，他到北京见奥巴马，人们认为他要同奥巴马飞回美国。可是他说："我是去见我哥哥，不是去见美国总统。"这在中国是不可思议的事情。我们身边有些人依靠父母，大到婚姻、小到分娩医院的选择、上学、就业等各个方面都无不打上家庭的烙印。不同家庭背景，子女就业大不一样。

一个人的健康长寿是一个复杂的过程，是多因素综合作用的结果。一般来说，他（她）必须成就一番个人的事业（并不一定要成就一番伟业），建立一个和谐的家庭，积蓄一定的经济实力，为上报父母、下育儿女以及为自己年老特别是丧失自理能力之后，打下必要的经济基础。虽说钱不是万能的，但是没有钱，是万万不能的，财富是自我实力和价值的体现，但不是生活的一切。有钱不单是为了自己，也是为了养育好子女、孝敬好父母，长久地维持家庭这个机器的正常运转。家庭兴旺，个人健康长寿就有了保障，个人健康长寿，家庭兴旺也就有了保障。

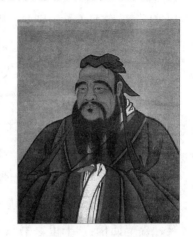

孔子说"修身，齐家，治国，平天下"，只有修身，才能齐家；只有齐家，才能治国平天下。

一、修身

修身，简单地说就是完善自我，规范行为。通俗地讲就是学会做人。做人的根本是八端，孝、悌、忠、信、礼、义、廉、耻。这八端也就是做人的行为准则。人生实际就四个字——"做人"与"做事"。

（一）做人

1. 孝顺 "百善孝为先"，善从孝始。不孝父母，何以与人处。

2. 善良 有了善良的品性，就有了真心爱父母、爱他人的基础。

3. 守信 "人而无信，不知其可也"。"言必信，行必果"。

4. 宽容 "有容乃大"。有宽容之心，能容天下难容之事。

5. 诚实 诚乃立身之本，人无诚，不可交。

6. 谦虚 谦虚使人进步，骄傲使人落后。不要自视清高。天外有天，人上有人。谦卑是一种态度，更是一种修养。

7. 正直 身正心安，做人才有底气，心底无私天地宽。

8. 执着 人贵有恒、执着追求，是成就事业的关键。

9. 乐观 人生不如意事十有八九，不可能事事都顺。多看看生活中美好的一面，让自己快快乐乐地生活。

10. 厚道　厚德载物。有好德行，才能承载更多的事物；相反，人无大德便无法成就大事。不要欺老实人。同情弱者是一种品德、一种境界。积善成德、修身养性。别取笑别人，损害他人人格，快乐一时，伤害一生。

11. 维护人际关系　三原则：看人长处、帮人难处、记人好处。三不斗：不与君子斗名，不与小人斗利，不与天地斗巧。三不争：不与上级争锋，不与同级争宠，不与下级争功。

12. 大气　斤斤计较就难以与他人相处。大气，做人做事的风范和气度。大气，是你对外散发的一种无形却强大的力量，是一种人格魅力。

13. 退让　清朝大学士张英收到一封家书，说邻居要扩建，侵占他家三尺地。为此，家人与邻居争吵了好长时间。然而，张英看后却坦然一笑，提笔回信："千里家书只为墙，让他三尺又何妨。万里长城今犹在，不见当年秦始皇。"后来邻居看到张英家让出三尺地后，也让出三尺地，这就是安庆市六尺巷的来历。很多时候，退让也是一种智慧的体现。懂得退让的人，"退一步，海阔天空"，换得简单清净的日子。与人和气，其实就是与自己和气。

鲍叔牙懂得退让，将自己的宰相之位让给更有才华的管仲，齐国在管仲的辅佐下走向盛世，鲍叔牙也被后人铭记；蔺相如懂得退让，无论廉颇怎样羞辱，从不计较，最终赵国强盛，他也被后世之人所尊敬；韩信懂得退让，不和小混混争执，忍胯下之辱，终成一代名将。

（二）做事

人的一生都在学习做人，无法毕业。无论是做人做事，都要有一个度。这个度掌握好了，就会让自己上一个台阶。应该遵循360°处事的原则。

360°处事　360°是一个圆，代表完美、圆满、成功。做每一件事情都要认真、细致，协调好人际关系，尽可能地用真诚与自信打动别人。别为了金钱，泯灭了良心；别为了利益，欺骗他人。功名利禄、荣华富贵，生不带来死不带去，不必处心积虑，机关算尽。

人活一世不管能说还是能干，光明磊落才是关键。宽容、尊重、体谅，就是一个人的善。

做人处事要有底线，越轨的瞬间即是痛苦的开始。过犹不及，难为别人作贱自己。认识一个人靠缘分，征服一个人靠智慧。和睦相处靠包容。诚可赢天下，信方得人心。

对上恭敬、对下不傲，是为礼；做事：大不糊涂、小不计较，是为智；对利：能拿六分，只拿四分，是为义。

世界是圆的，你怎样对待别人，别人就怎样对待你。优秀的人更懂得尊重别人。懂得尊重别人是做人最起码的要求。

人品是人生的通行证。为人处世，全看人品。做人，要懂得包容，不与人计较；要乐于助人；要有感恩之心，知恩图报。

（三）交友

什么是朋友？只要开口，就帮你的，是好朋友；你开了口，答应帮你，最后却没帮你的是酒肉朋友；非但不帮你，还要踩上一脚的，那不是朋友。朋友就是你高兴时想见的人，烦恼时想找的人。他给你春送花香、夏送凉风、秋送气爽、冬送暖阳。

1. 慎择朋友

被人出卖的毕福剑（人称"毕姥爷"，原中央电视台著名节目主持人），让你看清什么才是朋友。他交友不慎，遇人不淑，被人陷害。虽然毕福剑言行举止确实有些失格，但是不管他再怎么不对，可以通过正当渠道反映和追究。在小型的私人聚会中，饭桌上被人偷着录音录像，然后再公开。这种行为它所摧毁的是人之间最基本的信任。

交友的原则：不孝父母、亲情淡漠、为人刻薄者的人不可交；斤斤计较、唯利是图之人不可交；自私、只知索取之人，不必相交；善于阿谀奉承，对权贵无原则之人不可交；没有同情心的人不可交；言而无信的人不可交。

2. 远离四种人

第一种，欺骗型，开口向朋友借钱的时候，恨不得跪下来，拍胸拍脯，表示感谢并承诺按时还钱，到还钱的时候，避而不见，以种种理由推脱，甚至关机躲避，赖账不还。

第二种，无德型，帮他时高兴，不帮他时就翻脸，涉及一点点利益就立马黑脸之人。

第三种，损人型，不懂得尊重别人、以自我为中心的人。弄到几个钱，认识了几个政府官员，在弱者面前炫耀自己，觉得人不如我，将快乐建立在别人的痛苦之上，为一己利益损害大家利益。

第四种，忘义型，10件事你对他做好了9件，有一件不如他意，就翻脸，不记你的好，只记不如意的地方，无感恩之心，认为白捡的应该的。

将以上几种人作为朋友，你的人生基本毁掉一半了。

交一个朋友往往需要几年或几十年，而得罪一个朋友可能只需要几分钟或一件事。朋友走得太近，关系会变得复杂，离得太远，又会失去联系。感情再深、恩义再浓的朋友，天涯远隔，情义终将慢慢疏淡。再熟悉的路你若不走，也会陌生，这就是人生。

二、齐家

齐家，就是经营好自己的家庭。

人的一生离不开家庭与社会，努力创造一个温馨、和谐的家庭环境是人一生最大的成功。什么是家？家是一个给人温暖、希望，能遮风避雨的地方，是精神的寄托、灵魂的栖息地。因为家中有慈爱的父母、活泼的儿女，所以家有快乐，家有温暖。

家和万事兴，健康长寿有保证。人一生中大部分时间都是在家庭中度过的，家庭环境优劣，特别是夫妻感情的好坏，直接关系到人的心理和生理健康，进而影响寿命。家是爱的聚合体，天下之家，皆为爱而聚，无爱而散。

家庭和睦的关键在于四个方面：第一夫妻恩爱，第二教育好子女，第三尊敬老人，第四处理好婆媳关系。

（一）夫妻恩爱

1. 婚姻　美满的婚姻是家庭和睦的基础。男女最佳婚姻年龄差是丈夫比妻子大 4 ~ 6 岁，生育的子女最多；而丈夫比妻子大 15 岁，虽然生育子女数量不多，但婚姻生活最美满。欧洲科学家一项调查显示，年龄是影响婚姻稳定的一个关键因素。能强有力维系婚姻的最佳情侣模式是男女均受过高等教育且无离异史，同时男方比女方年长 5 岁以上，这是最不容易产生矛盾的年龄组合，他们的离婚率为其他婚姻组合的 1/6。身高黄金比例：女配男的最佳身高差是 12 厘米，这样不管是牵手、拥抱、接吻，都是最和谐的差度。

2. 夫妻关系　相爱、相持、争吵、忍耐，这就是夫妻。夫妻要互敬、互爱、互信、互帮、互慰、互勉、互让。夫妻好比两条腿走路，谁也离不开谁。夫妻之间要"难得糊涂"，若谁都不愿糊涂，这个家庭会永无宁日。婚姻是舒服着的烦恼。好夫妻永远都在相互装傻，装瞎子。傻，这是因为已经认定了，就没有什么需要再完善的。有进步，接受；没有，也接受。男人有脾气正常，脾气可以对天发对地发，却不可以对老婆发。夫妻年轻时是性伙伴，中年时是事业助手，老年演变为双方的父母。在一起久了慢慢变成依赖，爱情慢慢变成亲情。

（二）培养好子女

提高父母的素质。三流的父母，很难拥有一流的孩子。几乎所有孩子的问题都是父母的问题。一个人能享受到的教育资源，甚至他本身对学习的态度，很大程度上是受他的家庭环境影响的。如果家长都不是个努力的人，又凭什么要求孩子学习态度端正、努力出人头地呢？因此，小孩的培养教育要从幼儿抓起，正确引导，为小孩营造一个良好的成长环境。

1. 培养孩子的规矩意识。社会有它的运行规律，所谓成长，就是熟悉并遵守这些规律和守则，父母要引导孩子培养规矩意识。例如孩子早上约定什么时候起床，就该什么时候起床，否则错过校车，自己想办法上学。也许经过一次的教训，就会成为一种习惯。因为社会由不得你任性。美国前总统奥巴马与女儿有过五条规矩：①自己的事情自己动手做；②每天晚上8点钟睡觉；③严格限制看电视时间；④吃健康食品；⑤不打孩子。

2. 分数意识。分数是竞争力的基础，是踏入名校门槛的准入证，没有分数，连台阶都上不了，还谈何竞争。分数和财富一样，是一个人的勤奋、努力、坚持、上进、聪明的综合实力之和。因此，必须告诉孩子，一定要好好学习。如果不读书，行万里路也不过是一个邮差。

3. 吃苦教育。你不让孩子吃苦，这个社会会让他吃苦。

4. 培养孩子抗挫折能力，也就是孩子的抗打击能力。从小学到高考，十二年的中小学学习，是一场持久战，能考上"985""211"的很多人，不是靠智商，而是靠"抗挫折商"：坚持、勤奋、愈挫愈勇，一路过关斩将。

〔深度阅读〕

厌学的孩子：不读书，换来的是一生的底层

有一个刚上学不久的儿子问当农民的父亲，人为什么要读书。父亲说，一棵小树长一年的话，只能用来做篱笆或者当柴烧。10年的树可以做檩条。20年的树用处就大了，可以做梁、柱子或者做家具。

一个小孩子如果不上学，他7岁就可以放羊，长大了能放一大群羊，但除了放羊，基本上干不了别的。如果小学毕业，在农村他可以用一些新技术种地，在城市可以到建筑工地打工，做保安，也可以当个小商小贩，小学的知识够用了；如果初中毕业，他就可以学习一些机械的操作了；如

果高中毕业，他就可以学习很多机械的修理了；如果大学毕业，他就可以设计高楼大厦，铁路桥梁了；如果硕士、博士毕业，他就可能发明创造出一些我们原来没有的东西。

当然，这并不是说不上学或上学少就没用。就像一年的小树一样，有用，但用处不如大树多。不读书或者读书少对社会的贡献少，赚的钱就少。读书多，花的钱也多，用的时间也多，但是贡献大，自己赚的钱也多，地位就高。

马云在《不吃苦，你要青春干嘛》的演讲中说道："当你不去拼一份奖学金，不去过没试过的生活，整天挂着QQ、刷着微博、逛着淘宝、玩着网游，干着我80岁都能做的事，你要青春干嘛？"恰同学少年的你们，在最能学习的时候你选择恋爱，在最能吃苦的时候你选择安逸，自恃年少，韶华倾负，却不知道青春易逝，再无少年之时。

什么叫吃苦？当抱怨自己已经很辛苦的时候，请看看在贫困山区的那些穷孩子，他们饭吃不饱，衣穿不暖，光着脚丫，啃着窝窝头的情形；想一想几十年如一日起早贪黑的老师们；对比一下那些透支着体力却依旧食不果腹的打工者，还有你们的父母。在有空调吹、有热水喝的教室里学习能算吃苦？在有空调、能洗热水澡的寝室里休息算是吃苦？在有爸妈当"太子伴读"，衣来伸手，饭来张口的你能算吃苦？

著名作家龙应台在给儿子安德烈的一封信中这样写道："孩子，我要求你读书用功，不是因为我要你跟别人比成绩，而是因为，我希望你将来拥有选择的权利，选择有意义、有时间的工作，而不是被迫谋生。当你的工作在你的心中有意义，你就有成就感。当你的工作给你时间，不剥夺你的生活，你就有尊严。成就感和尊严会给你快乐。"

所以，请不要在最该吃苦的时候选择安逸，没有谁的青春是在红地毯上走过。既然梦想成为那个别人无法企及的自我，就应该选择一条属于自己的道路，付出别人无法企及的努力！所以，我们不能在该读书的时候选择放弃，要在该读书的年纪珍惜和努力！将来的你，一定会感激现在拼命的自己。

告诉孩子：几年的放纵，换来的可能是一生卑微。都是十几岁的美好年华，都有着一张张朝气蓬勃的面孔。可是，不好好上学，以为这就是疯狂，这就是该有的青春。一帮不学无术的女孩聚在一起，这就是所谓的姐妹，以为有了姐妹就有了全世界；一帮无所事事的男孩聚在一起，就是所谓的哥们，以为有了哥们就有了天下。不是的。年轻、漂亮、帅气，你们以为这一切就是资本。骄傲、自负、无所畏惧，看不起那些不会化妆的、不会打扮的、一天到晚只知道读书的学生。有的人说，读书有什么用，我好多没读大学的同学都混得非常好。其实，你们忘记了一个词语，叫作"比例"。成功的那极少部分人，他们自身具备了成功的一些素质，而你们是否具备？每个不想念书的学生，都会不约而同地有一个不读书就能成功的同学，并以此来作为放纵的最后心理安慰。有些学生说："青春不就是要这样吗？不叛逆不疯狂的青春也配叫青春？"很遗憾地告诉你，这里是中国，这里优胜劣汰，这里弱肉强食。叛逆和疯狂的青春当然可以，你们只不过是过早地预支了生命。任何事情都是要有代价的。几年的放纵，换来的可能就是一生的卑微和底层！

读书不是唯一出路，却是人生最容易走的路，学历从来都是一个人能力的最好证明。

三、孝敬父母——百善孝为先

人生最伤感的是"子欲养而亲不待"。世上有些东西可以弥补，有些东西却永远无法弥补。"孝"是无法重现的幸福。多少人想时光倒流，回到儿时的父母身边，依偎在父母的身旁，尽情享受父母的呵护。父母，是人世间最无私的人。父爱厚重如山，母爱纯洁如水。为人子女当以孝为先。

有一种幸福叫"父母在"。父母在，家才是儿女安心入梦的地方。回到家里，亲热地叫一声爸爸妈妈，才能充分感知一个家的温馨和踏实。

家有老人，就意味着这个世界上永恒的亲情还在。工作和事业失败了，可以重来。孝敬父母的时光却永远不能重来。当父母健在的时候，要好好尽孝，否则，人生会留下沉痛的遗憾。父母尚在，也昭示着生命的黄昏离我们还很远，在生命的正午；我们还有许多的时间把梦想变为现实，生活的路，还是那么的阳光灿烂。因为父母尚在，我们可以孝敬他们，可以围绕在他们身边，还可以做一个他们眼里长不大的孩子，感受那份永远不会苍老的父爱母爱。有父母，有家，有爱，无论多么的辛苦和劳累，都是幸福的。而无论在外面遇到多大的风雨，家庭都是我们永远温暖的港湾。回家的日子里，多留点时间陪伴父母，与儿女们交流，是父母最香的"心灵鸡汤"。和儿女聊天唠嗑，与晚辈们"话疗"，是老人最好的精神慰藉。

父母对儿女的爱像山，仿佛只要回头，他们都会在那里。但是，他们很少流露自己对儿女的依靠和需要。我们会渐渐长大，渐渐离开父母的视线，学校、社会、朋友、恋人、异乡、漂泊……一点一点拉开我们与父母的距离。假如父母再活30年，我们每年平均回去一两次，跟他们在一起最多60次，你还有多少次机会陪伴他们？陪伴，就是对父母最好的孝敬。带着父母多去外面走走，哪怕是晚上去散散步。相比朋友，父母更需要我们的陪伴。他们喜欢感受我们快乐的笑容。别轻易生气，我们的心情会影响父母的心情。小时候，父母是我们的太阳。如今，就让我们成为父母的太阳。再多的惦念与物质回报，也不及守在身边的陪伴来得实在。幸福其实很简单，陪伴父母，就是幸福。

爱父母要"五不怨"：不抱怨父母的无能，不抱怨父母啰嗦，不抱怨父母抱怨，不抱怨父母迟缓，不抱怨父母生病。

孔子曾经对他的学生们说过，孝敬父母什么最难？是"色难"，就是不给父母脸色看最难。如果流露出蔑视和不耐烦，这种孝心就是不到位的，因为这会让父母很不安心。买房子、请保姆、吃大餐、去旅游固然是孝顺父母。其实，物质上给父母的享用，这是低层面的"孝"；而高层面的"孝"，是对父母精神上的敬重和感情上的安慰。"色难"难在何处？难在要有一颗恭敬的心，难在要有一个谦和的态度。于是，"色悦"成了衡量一个人孝心的道德标准。就是说，经常对父母微笑，关心他们的物质生活和精神生活。真心爱父母，应该和颜悦色，从内心深处发出微笑，让他们感到快乐、幸福。

孝敬父母，我们言传身教，为我们的子孙树立榜样，也为自己的健康长寿打下基础。

（四）理顺婆媳关系

婆媳矛盾是中国上下 5000 年都超难调和的矛盾，然而处理好婆媳关系却是建立和睦家庭的关键。婆媳来自不同的家庭，需要互相尊重。对于媳妇来说，婆婆不是自己的亲妈，所以不可能像亲妈一样方方面面都照顾到你；然而，她为你培养出了一个优秀丈夫，你得甜言蜜语，处处尊重她、帮助她，这样她会心甘情愿为你付出一切。对于婆婆来说，媳妇是别人的女儿，为你家"续香火"，所以，你不能要求她非得按自己的意思去做任何事。你是长辈，你要与儿子共同维护家庭团结，要处处维护她、关心她，还要关心她的娘家，用真诚感动她，她才会尊重你。

婆媳之间，如果有条件，可以分开生活。"远香近臭"，保持适当的距离，只在对方需要帮助的时候出现，反而能让彼此的感情更近。两代人在一起，多些宽容，多些理解，多些尊重。不要去苛求对方按照自己的习惯去生活，保持自己的生活方式。菜的口味不同，可以多加几个菜，对方做得不合口味，自己可以动动手。生活有时候就是这么简单。相敬如宾也许更适合用在婆媳的相处上。现实生活中如果不能保持 100 米的现实距离，那就心理保持 100 米的距离，尊重彼此。

可以永远把你的儿子女儿当作未成年人，使唤打骂都可以，但千万不要把你的儿媳女婿呼来唤去，你骂他一句，他会记你一辈子的不是。这个世界上，只有他的父母能骂他。儿媳女婿乱买东西、爱看韩剧、迷恋手机、不洗衣服、不愿煮饭、不爱整理家务、不会带小孩等等，这通通与你无关，这是小夫妻俩之间的事，你只当没看见就对了。

儿媳或女婿的毛病再多你都不能对别人说，家丑不可外扬。否则，要么全家臭名远扬，被人耻笑；要么儿离媳散、女离婿散。

如果与儿子儿媳或女儿女婿同住，请不要碰他们夫妻的东西，也不要帮他们洗衣服，每天认真地去学校接送孩子而不能有半点闪失。

你看到他们吵架时，要批评你儿子，多说儿媳的好话；女儿抱怨女婿的时候，就说女婿的好，多骂女儿几句。

国家没有专门规定儿媳或女婿必须孝顺婆婆或丈母娘，该孝顺您的是儿子或女儿。所以说，您一定要牢牢记住"两个必须"：一是，儿媳或女婿对你的好，必须时常挂在嘴上，对外人要多说多讲。二是，儿媳或女婿对你不孝，你也必须说她孝顺。

除此之外，还要做到"两个忘记"：一是，你对儿媳或女婿的好，要立刻忘记；二是，儿媳或女婿对你的不好，也要立刻忘记。

第五节　经济支撑

人类的寿命与社会经济发展水平和社会环境密切相关，一个战乱不断、经济恶化国家的居民是不可能长寿的。1949 年以前我国人均寿命为40 岁，随着经济不断发展，2016 年我国人均寿命已达到 76.1 岁。2015 年上海人均寿命最高，男性的平均寿命为 80.2 岁，女性为 85.2 岁；我国人均寿命最低的地方为西藏，人均寿命 71 岁。

由此可见，一个国家或一个地区人的寿命与经济的发展呈正相关，经济越发达人们的生活水平越高，一些原来不可控的疾病如一些传染性疾病、感染性的疾病、营养性的疾病都可以有效的控制。人的健康意识越强，人的寿命也越长，人们从追求温饱过渡到追求生命的长度、高度、宽度、厚度、温度、辐射度（行）和延伸度（人生的价值）。

一些长期饱受战争摧残或经济落后困扰的国家和地区，经济危机会导致健康危机。

研究发现：有钱人比穷人更长寿。德国科研机构对退休男性进行调查研究发现，月退休金多（1880 欧元）的一组比退休金少（1100 欧元）的一组平均多活 5 年。美国的科研人员发现富人与穷人 1998 ~ 2000 年间的预期寿命差距达 4.5 岁；2013 年英国统计数据显示，伦敦西南列士文"富裕区"女性平均寿命 72 岁，比东伦敦的塔村区"贫困区"女性寿命高 18 岁。

为什么富人与穷人的寿命有如此大的差距？首先，是工种的差别，富人一般都能接受良好的教育，工作环境好，安全保障好；而穷人类似矿工、搬运工这些体力劳动者身体受到更多的损害与摧残。其次，医疗福利方面，富人可以享受更多更好的医疗服务。再次，富人比穷人的生活方式更加健康，富人注重养生与保健，更容易获得健康合理的营养。最后，越富有的人越聪明，智商、情商与健商更高，越注重自己的身体健康，会定期健康检查，对疾病能够早预防、早发现、早诊断、早治疗，身体健康更有保障；而穷人生活水平低下、生存压力大、健康意识较差，因而导致患病风险更高。

钱在人的健康长寿过程中，可以说是起着举足轻重的作用，例如：一个人如果连续几颗磨牙缺失了，那只有种植牙才能解决问题，但种植牙是一笔不菲的开销，如果没钱种植，那么相对应的几颗磨牙就丧失了咀嚼功能，这样就加重了另一侧的牙的负担，从而加速整口牙的破坏进程，影响消化功能进而导致营养不良等一连串身体上的连锁反应。

人的一辈子辛苦地赚钱，不是因为多爱钱，而是许多时候有钱就没事，没钱就有事。虽然说，钱离开了人是废纸一张，但是人离开了钱也就是废人一个。人一辈子，都不希望因为钱向别人低三下四。只希望在父母年老时，有能力分担他们的忧愁；在孩子需要钱时，不会囊中羞涩。钱不需太多，够花就行。

第四章　健康的杀手与疾病的预防

谈到健康人们都说很重要，但真正要学习、使用健康知识，一些人就面露难色，悲剧就是这样发生的！

这个世界上绝大部分的人是病死的，只有极少数的人是老死的。对健康心存侥幸、盲目乐观的大有人在。如果小病一星期，会发现金钱不重要，家人和身体最重要；如果大病一个月，会发现金钱特重要，身体和家人更重要；如果大病半年，估计都愿意放弃眼下的金钱和名利，去换回健康的身体。

人在大病之后才明白只有身体最重要——身体是1，其他的什么金子、车子、房子、票子、位子都在其次——都是0。没有了1，再多的0也没有意义。所以，平时那些看似重如泰山般的事情，一场大病后就都会看轻、看透、看开了。遗憾的是，这个世界大部分人都是好了伤疤忘了痛。

为什么有的人腰缠万贯，却英年早逝呢？一个相当重要的原因就是健商太低，健康知识贫乏，不知道怎么保护自己的身体。健康长寿离开金钱不行，光有金钱，健商太低也是万万不能的。

一个健商低的人是不可能健康长寿的。人们的思维定式——凡事总是往好的方面想，一个整日醉醺醺的人总不相信肝硬化、肝癌会找上他，当有一天疾病真的找上门来的时候悔之晚矣；一个患严重高血压的人总不相信自己会出现脑梗死、卒中，那是发生在别人身上的事，当发生脑梗死、卒中后才后悔莫及。

长寿的天敌有三：意外伤亡、疾病与癌症（虽然也在疾病之列，为了引起高度关注，故专门列出）。癌症病因还未被研究透彻，对长寿的杀伤力实在太大，但我们还是要防，防总比不防要好，更何况许多癌症通过预防还是可以避免的。防病的主动权掌握在自己手中，治病的主动权要交给医生。

健康长寿说到底就是和疾病作斗争的过程，因此防病、治病、养生就是健康长寿的根本。

下面要讲的是疾病的预防，要说明的是：从健康长寿的角度出发而选择的疾病，是常见又比较容易预防的，但如果任其发展会产生很严重的后果，进而对长寿产生重要的影响。而对那些严重且治疗难度大的疾病，虽然严重影响寿命但我们无能为力，因而不在讨论之列。

第一节　意外伤亡的预防

一、形形色色的死亡原因

疾病：心肌梗死、脑出血、肺栓塞、急性胰腺炎等。

衰老：自然死亡。

自杀：自残、服毒、跳楼、投水、触电、上吊、卧轨等。

他杀：有意：仇杀、情杀、财杀、奸杀、投毒、暴恐滥杀等。

　　　　无意：过失、意外、激情杀人等。

中毒：农药、一氧化碳、毒蘑菇、鱼胆、吸毒等。

意外：跌落、溺水、触电、高空坠物、火灾、烫伤、气管异物窒息、医疗事故、瓦斯爆炸、探险、枪支走火等。

自然灾害：地震、洪水、火山喷发、泥石流、火灾、海啸、龙卷风、干旱、高温、雷击等。

其他：局部战争、恐怖活动、交通事故、空难、矿难等。

二、一些重要死因的预防

（一）自杀

自杀是严重的公共卫生问题，全世界大约每40秒就有一人自杀。世界卫生组织精神卫生与物质滥用司司长谢卡尔·萨克森纳（Shekhar Saxena）称："自杀比冲突、战争及自然灾害更具杀伤力，每年有150万人因暴力死亡，其中80万人为自杀。"

公开数据显示，我国每年自杀死亡人数为28.7万，自杀率为23/10万人，自杀未遂的人数约为200万。自杀，已成为我国人群第五大死因，更是15～34岁的中青年人群死亡的首因，占全部死亡人数的3.6%。几乎每2分钟就有1人自杀，10个人自杀未遂。

虽然高收入国家的自杀率比中、低收入国家高（分别为12.7/10万与11.2/10万），但由于全球大多数人居住在中低收入国家，因此全球75.5%的自杀发生在这些国家。在中收入国家中，美洲区自杀率较低。

在全世界几乎所有区域，无论男女，都是15岁以下人群的自杀率最低，70岁及以上人群的自杀率最高。不同区域15～70岁人群的自杀率在不同性别年龄组的特征上均有所不同，一些区域的自杀率随着年龄的增长而逐步上升；在另一些区域，自杀率在年轻成年人中呈现高峰，然后到中年后有所下降。

性别不同，自杀率不同。男性自杀率高于女性。2012年，在高收入国家中，男性自杀率是女性的3.5倍，较高的男女自杀比已成为高收入国家的主要现象。然而，在中、低收入国家，男女自杀比率要低得多。

有许多潜在的原因导致男女自杀率的差异，例如性别平等问题、社会可接受的男性和女性处理压力和冲突的方式、酒精消费的可及性与方式、男女患精神障碍后寻求治疗的比例以及自杀方式的偏好等因素。这些自杀者当中不乏名人，如1993年著名作家三毛在台北医院自缢身亡、上海大众老总方宏跳楼自杀。

如何帮助陷入困境的人群走出绝境，是全社会都要共同关注的问题。每一例自杀死亡背后都伴随多次自杀未遂。

1. 林林总总的自杀原因和方式

商丘一村支书冒领 90 岁老人救助金致老人自杀。

北京邮电大学某研究生，每每考试都是第一，和女友感情稳定，找工作签约在即。在签约 11 小时前，从学校宿舍跳楼，遗书称："活着真的很痛苦，不想再伤害自己的家人了……"

横县检察院一干部因个人炒期货出现严重经济亏损，从自家阳台跳楼自杀。

2016 年，秦安县西川中学后勤工作人员范某被电信诈骗 23 万元后上吊自杀。

2016 年 5 月，一失恋男子不远千里赶到女友身边，试图挽回对方遭拒后，自杀身亡。

有报道，一组未成人的自杀原因中，学习压力占 45.5%，早恋占 22.7%，父母离异占 13.6%。

2. 自杀的预防

自杀是一个社会现象，又是一个医学问题。为了引起公众对自杀问题的关注，世界卫生组织和国际自杀预防协会将 2003 年 9 月 10 日定为首个"世界预防自杀日"，呼吁各国政府、预防自杀协会和机构、当地社区、医务工作者以及志愿者们，当天加入各项地方性行动中，共同提高公众对自杀问题重要性的认识，以及降低自杀率的意识。

（二）他杀

1. 情杀

位于海门城区丝绸路上的婚姻登记处发生一起命案，刚与妻子办理离婚手续的张某，持刀将岳母捅死后又将妻子捅伤，随后仓皇逃跑，不久便被警方抓获。

河南新安县 24 岁男子贾某持刀刺向 19 岁女友，之后自己服下农药并引火自焚。二人双双殒命。

疑因不满妻子提出离婚，慈溪女婿开铲车将老岳父家夷为平地，家中12人无一幸免（其中还有凶手自己的2个孩子）。

2. 仇杀

2014年，15岁少年用刀刺向酣睡的室友，并说"我不知道什么是年少轻狂，我只知道胜者为王。我活着，他死了，我就胜利了"。

2015年底，东莞南城某小区疑因为工资问题发生纠纷，六旬清洁工杀死公司老板20多岁的女儿后，自杀。

15岁少年因不满室友常拿自己开玩笑，持刀杀死1人、捅伤4人。

3. 财杀

衡阳一男子入室盗窃，被女主人发现并呼救，该男子将其当场勒死。案发后32个小时被抓获。

齐齐哈尔老人银行取6万现金遭尾随劫杀。

4. 无故

小学生与同学玩耍，被同学推下水溺亡。

5. 激情杀人

襄阳一男子为50元钱捅死包工头。

因看不惯15岁少年染绿发，4个少年将其殴打致死。

河南一女子因长期遭家暴将丈夫砍死。

6. 他杀的预防

在与人的交往中，设身处地多为他人着想，不要伤害他人，尊重他人。对垃圾人要有所防范。恋爱是人生大事，不可儿戏，要周密地考察，不要随便与人确定恋爱关系，一旦确定不可轻言放弃，但也要做好万一分手时的防范准备。好聚好散，要尊重对方，更不要激惹对方，要对对方的过激行为有所防范，甚至在确定恋爱关系时就要做好如果中断恋爱关系时的处置预案，以防万一。

保管好财物，不要露富，遇到不测首先要以安全为重，不要把钱财看得比生命重要。女性外出，穿着不要过于暴露，夜晚不可独自外出，注意人身安全。外出旅游要对目的地进行安全评估。

（三）意外死亡

1. 各种各样的意外

世界范围内最为常见的意外死因是从建筑物或山上跌落，排名第二的死因则是被火车撞死。

咸阳三名男子盗墓，两人因缺氧窒息死亡。

2015 年 11 月，南京鼓楼大庙铁路天桥一男子玩手机摔下台阶死亡。

2015 年，吉林大学 2 名学生为证明实力穿越沙漠，在离沙漠边缘 100 多公里的地方被搜救人员发现，一人已死亡。

2017 年，一男子在广州天河公园里只顾玩手机没看路坠湖死亡。

广东东源县一女教师放牛被人当野猪击亡。

少女边玩手机边充电，手机爆炸导致死亡。

我国每年因意外伤害而死亡的儿童超过 20 万，平均每天有 540 多个儿童意外死亡，意外伤害死亡占儿童死亡总数量的 1/3。

清明扫墓后，一小孩在水库边洗手落水，家人施救，七人相继溺水死亡。

耒阳一 57 岁妇女与其不满 2 岁孙女惨死家中，疑因老人暴病死亡后小孩饿死。

2017 年，常宁市城区大风刮倒广告牌砸死同一家的 2 名儿童。

2012 年，我国有 18500 名 14 岁以下儿童死于交通事故，成为我国儿童第二大意外死因（因此全球有 50 个国家强制使用儿童安全座椅的相关法规）。

近年来，溺水、火灾、交通、意外伤害等儿童安全事故急剧增多，这与我国在对未成年人的安全宣传教育上的缺失有很大关系。

2. 自拍死

2016 年 8 月，巴基斯坦一名 11 岁女孩在自拍时坠河身亡。女孩父母在营救她时也不幸遇难。

印度孟买一名 18 岁少女在海边自拍时不慎坠海，至今下落不明。而一男子在试图营救该女孩时不幸被海水淹死。

"自拍死"已蔓延全球。为了一张 45° 角的完美自拍，许多人在各种危险的地方自拍，比如悬崖、海底、楼顶。随着极限自拍的流行，有一个新词也随之诞生了，那就是"自拍死"。这些极限自拍的勇士们开启了一种新的死法。美国与印度学者调查发现：自 2014 年以来，世界上因自拍导致死亡的人数显著增加。近两年内我国因自拍而死亡的人数达 127 人。

除了自拍死，全球因为自拍而发生的危险也是层出不穷，各种案例可谓触目惊心，而在全球范围内，印度在"作死排行榜"上居首位。

2016 年 10 月，印度一名女孩在游乐场内自拍时，为了寻找最佳的自拍角度，距离摩天轮太近，头发不幸被转动的摩天轮缠住，酿成失去头发的悲剧。

据分析，男性比女性有更大可能性去做一些危险的自拍动作，而且绝大部分自拍死的受害者都在 24 岁以下，很多年轻人喜欢将这样的自拍照片发布到社交网站上去，而获得别人的点赞，是他们的最大动力。可是很多人却为了成为社交网站上的"网红"付出了生命的代价。

预防：针对不同的死因，有针对性地做好预防，遵守交通法规，杜绝酒驾、毒驾、疲劳驾驶。杜绝安全隐患，在对别人施救前要做好自身的安全防护工作，在保证安全的情况下，方可施救。

（四）自然灾害

自然灾害最典型的是雷击。雷雨天，雷击的预防：

1. 雷雨天不要在楼顶等建筑物顶部玩耍，也不能进入孤立的棚屋、岗亭、大树下避雨，如万不得已，则须与树干保持 3 米距离，下蹲并双腿靠拢。

2. 不要在水面和水边停留。在河里、湖泊、海滨游泳，在河边洗衣服、钓鱼、玩耍等都是很危险的。

3. 不要快速移动。雷雨中最好不要奔跑，更不适宜开摩托车、骑自行车。在雷雨中快速移动容易遭雷击，雨中快速奔跑也很危险。

4. 远离金属物。在雨中行走时，不能撑铁柄雨伞及手持铁器、铁杆等金属类的玩具；避雨的时候要观察周围是否有外露的水管、煤气管等金属物体或电力设施，不宜在铁栅栏、金属晒衣绳、架空金属体以及铁路轨道附近停留。

5. 雷雨天气注意穿鞋。在雷雨天气赤脚行走会加大被雷击的风险，应该立即穿上鞋子，或者在脚底垫上塑料等绝缘体。

6. 不要淋浴洗澡。打雷闪电时不宜淋浴洗澡，因水管与防雷接地相连。住高层的，还要注意关闭门窗，预防雷电直击室内或者防止侧击雷和球雷的侵入。告诫孩子不要把头或手伸出户外，更不要用手触摸窗户的金属架。雷雨天气，在野外和家中洗澡都是很危险的。

7. 如果刚好在户外雷区，看见闪电几秒钟内就听见雷声时，说明正处在靠近雷暴的危险环境，这时应该停止一切行动，并且这样做：

（1）严禁奔跑，不要张嘴，应立即双膝下蹲，同时双手抱膝，胸口紧贴膝盖，尽量低下头，因为头部较之身体其他部位最易遭到雷击。

（2）应迅速躲入有防雷设施保护的建筑物内，或有金属顶的各种车辆及有金属壳体的船舱内。

（3）雷电交加时，头、颈、手外有蚂蚁爬行感，头发竖起，说明即将发生雷击，应赶紧趴在地上，并丢弃身上佩戴的金属饰品如发卡、项链等，这样可以减少遭雷击的危险。

（4）如果在户外看到高压线遭雷击断裂，因为高压线断点附近存在跨步电压，身处附近的人千万不要跑动，应双脚并拢跳离。如果在屋内，关闭门窗十分关键。

8. 给家电断电。

（五）其他

1. 家电起火　预防原则：选择正规厂家有质量保证的电器设备，正确使用，外出时应关闭用电设备。如使用电热毯，要选择有安全质量保证的产品；加热不睡人，睡人不加热（因为人睡在加热的电热毯上，失火伤人的事很多）；加热后断电再使用才安全。人离断电、保证消防通道畅通、熟悉逃生方法。

2. 食物中毒　对于食物一定要提高安全意识，如不熟悉的野生蘑菇不要乱采、乱摘、乱吃，不熟悉的鱼不要乱吃。

第二节　一些重要疾病的预防

一、疾病的三级预防

一个人从健康（无病）到发病，从发病到功能障碍，其发生发展都有一定规律。针对无病期、发病期与功能障碍期的疾病预防，称为疾病的三级预防。

（一）第一级预防

第一级预防，也称病因学预防，主要针对无病期，目的是采取各种措施消除与控制危害健康的因素，提高人群健康水平，防止健康人发病。对致病原因明确的职业病、传染病、某些地方病等，开展以消除病因为主的预防措施，如用免疫接种预防传染病、改善环境、消除污染等。

（二）第二级预防

第二级预防，又称为临床前期预防，即在疾病的临床前期做到早发现、早诊断、早治疗的"三早"预防，防止疾病的发展与恶化，防止复发，防止转变为慢性等。对于病因不完全明确或致病因素经过长期作用而发生的慢性病，如肿瘤、心血管疾病等，应以二级预防为重点，做到"三早"。对某些病的普查、高危人群的筛查、特定人群定期健康检查是二级预防的有效措施。

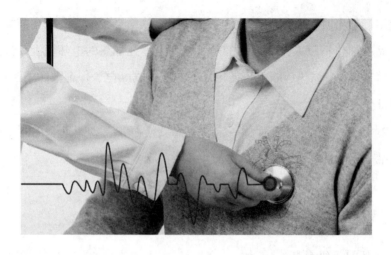

（三）第三级预防

第三级预防，又称临床预防，即对已患病者进行及时治疗，防止恶化，预防并发症和伤残，促进康复等恢复劳动与生活能力的预防。

预防为主是现代医学发展的方向，是健康长寿的关键。从医学的目的来分析，预防应作为最优先考虑的要素；从卫生经济学的角度来衡量，预防是经济有效的措施；从卫生工作的成就来看，预防是健康长寿最主要的保障。预防要从年轻做起、从无病或小病时做起。

祖国医学讲究的是治未病，指未病先防、防微杜渐、已病防变，与现代医学的三级预防异曲同工。

以下所述的疾病，预防效果较好，但如果不注意预防，任其发展，又对人体的健康长寿危害极大。

二、内科（Internal Medicine）

（一）心血管疾病

2014 年中国心血管病死亡率仍居疾病死亡构成的首位，高于肿瘤及其他疾病。目前常见的心血管疾病为：卒中、冠心病、心律失常、心力衰竭、肺心病等。随着老龄化速度加快，近 20 年心血管疾病死亡率持续增高，已成为我国人口寿命第一大杀手。

1. 原发性高血压（Primary Hypertension）

高血压，可分为原发性和继发性两种。随着一些疾病的根治，高血压病发病率呈现升高的趋势。原发性高血压的患病率和发病率在不同的国家和地区或种族之间有差别，发病率和患病率及血压水平随年龄的增加而升高。

（1）本病发病受多因素影响，可分为遗传因素和环境因素两个方面，是遗传易感性和环境因素相互作用的结果，前者占40%，后者占60%。

①遗传因素：父母均有高血压病史者，子女的发病率可达46%。②环境因素：在饮食方面，不同地区的人群血压水平和高血压患病率与钠盐平均摄入量有显著的相关性，不过同一地区的人群中个体间血压水平与摄盐量并无明显相关。高蛋白质、饱和脂肪酸摄入过多亦是高危因素。饮酒量与血压水平呈线性相关，尤其每天饮酒量超过50克者，高血压发病率明显升高。精神应激诸如从事精神紧张度较高的职业、长期生活在噪声环境中听力敏感性减退者患高血压也较多。服用避孕药也可致高血压，但与其服药时间长短有关，也可逆转，停药3~6月常可恢复正常。

此外，超重或肥胖尤其是腹型肥胖，是血压升高的重要危险因素；睡眠呼吸暂停低通气综合征（与病程长短有关）也与血压升高有关系；吸烟以及糖尿病和糖耐量异常也对血压升高有影响。

（2）预防：合理膳食，体重超标者减少每日进食总热量，限脂限糖、清淡饮食，以植物油为食用油；避免暴饮暴食，进行适当体力劳动和体育活动；戒烟、限酒。

〔深度阅读〕

一、血管是如何一天天堵塞的

很多人以为，只有到老了的时候，才需要为血管操心。殊不知，血管斑块30岁可能就开始形成了。人的血管就像家中的自来水管一样，用得时间长了，管道内壁就要结垢、生锈，逐渐导致管道受阻而无法供水。血液中的"水垢"是指胆固醇、甘油三酯等，它们在血管壁上越积越多，形成如同黄色小米粥样的斑块。久而久之，使血管壁弹力下降，血液流动受阻，最终引起心、脑血管疾病。

血管的"天敌"：

1. 餐餐大鱼大肉，血管容易堵。常在外面应酬，餐馆里的菜多是"高油、高盐、高糖"和"浓油赤酱"，导致摄入脂肪越来越多，容易将血管堵塞。

2. 昼夜颠倒，打乱血管生物钟。熬夜导致体内过多地分泌肾上腺素和去甲肾上腺素，让血管收缩、血液流动缓慢、黏稠度增加。长期"黑白颠倒"的人，患心脏病的风险会比正常人增加一倍。

3. 一天两包烟，血管易"中毒"。抽烟是血管发生病变的元凶之一，哪怕身体再好，一天两包烟，也肯定会给血管留毒，让它一天天脆弱下去。熬夜时吸烟，会使血液的黏稠度比正常时升高8倍以上。

4. 运动少，血管垃圾多。下肢血管也很重要，但常被忽视。多运动能让更多的毛细血管开放，促进血液微循环；而长期不运动，血管内的垃圾会逐渐累积，形成粥样硬化斑块这个"不定时炸弹"，还会影响到毛细血管供血。

5. 高血压、糖尿病拖累心脑血管。高血压患者发生脑梗死的概率是正常人的4～7倍。而高血糖不仅累及微血管，还会导致大血管发生病变，血糖高的人，脑卒中的发生率比正常人高2～3倍。

6. 坏心情影响血管。瑞士专家研究发现，精神压力可引起血管内膜收缩，加速血管老化。

二、血管怎么养?

1. 吃点血管"清道夫"。山楂、燕麦、黑木耳、金橘、茄子、红薯、大蒜、洋葱等食物对疏通血管并保持血管壁的弹性有帮助。醋也有一定软化血管、降低血脂的作用。

2. 吃含鱼油多的食品。鱼肉富含硫氨酸、赖氨酸、脯氨酸及牛磺酸，有改善血管弹性、顺应性及促进排钠的作用，富含不饱和脂肪酸的鱼油还有保护血管内皮细胞、减少脂质沉积及改善纤维蛋白溶解过程的功能。

3. 补充叶酸。饮食中缺乏叶酸及维生素 B_6、B_{12}，会使血液中半胱氨酸水平升高，易损伤血管内皮细胞，促进粥样硬化斑块形成。补充叶酸对降低冠心病和中风发病率有重要作用。建议中老年人尤其是心血管病人，应多摄入富含叶酸的食物，如苋菜、菠菜、龙须菜、芦笋、豆类及苹果、柑橘等。此类食物还可以促进体内一氧化氮的释放，起到放松血管和增加血流的作用。

4. 多摄入天然抗凝与降脂食物。抗凝食物如大蒜、洋葱、大葱、茼蒿、香菇、龙须菜及草莓、菠萝等。而降脂食物有螺旋藻、香芹、胡萝卜、山楂、紫菜、海带、核桃、橄榄油、芝麻油等。

5. 运动。国外研究显示，每天运动半小时，如走路、骑自行车、慢跑、游泳等，都能起到减肥消脂的作用，使血管"年轻化"，防止变老。如果饭前适度运动，保护血管的效果更好。

6. 喝绿茶。绿茶中的茶多酚能减少血液中坏胆固醇的含量，增加血管柔韧性、弹性，预防血管硬化。

7. 血管体操每天做。大步快走也是一种不错的心脑血管操，可以增强血管弹性。

8. 每周两块巧克力。黑巧克力含有天然抗氧化剂黄酮素，能防止血管变硬，同时增加心肌活力、放松肌肉。

9. 常喝豆浆。植物蛋白和动物蛋白的区别在于，从肉类等摄入动物蛋白的同时也会摄入脂肪，一旦过量就会造成高血脂、脂质沉着、血管硬化。而植物蛋白不存在这个问题。大豆异黄酮是一种植物雌激素，对延缓衰老、应对更年期、预防动脉硬化、保护心脑血管等有积极作用。

2. 心动过速

正常成年人安静时的心率在 60 ~ 100 次/分之间。国外一项研究对年龄在 35 ~ 84 岁的人群进行了 26 年跟踪调查，结果表明，随着心跳次数加快，死亡率呈上升趋势，男性尤为明显，当然心率过慢也不利健康。人的寿命呈现一个 U 型曲线，即心率长期低于 50 次/分或长期超过 80 次/分都会使死亡率增高。国内的大样本调查也发现，心率过快的人寿命比一般人要短。相比之下，心跳 60 次/分的人寿命高于 70 次/分的人，而心跳 70 次/分的人寿命又高于 80 次/分的人。

心率太慢时，由于心脏"泵"出的血不够，导致人体缺氧缺血，出现代偿性心室运动加快来供血，心室运动过速，反而造成回血不足，严重者可能导致猝死。心率过快同样会缩短寿命。因为心跳太快，等于迅速消耗人体一生的"心跳总额"。长期心动过速会导致心脏扩大、心力衰竭，从而增加心血管疾病的发病率和死亡率。平静时的心率最好不要超过 80 次/分。一旦平静时的心率超过 100 次/分，应及时就医。

心动过速（心率 > 90 次/分）主要表现是心悸，也可见于健康成人。

（1）病因：吸烟、饮茶或咖啡、饮酒、体力活动或激动时，某些病理状态如发热、甲状腺功能亢进、贫血、休克、心肌缺血、心衰等，应用肾上腺素、阿托品等药物亦可出现心动过速。

（2）预防：如果要减慢心率，应注意减轻工作压力及精神负担，肥胖者要减重，多运动，低盐饮食，戒烟忌酒等。心率过快的病理性原因有感染、发热、贫血、甲状腺功能亢进、心功能不全等，出现这些情况要及时治疗。需要提醒的是，"三高"人群一定要适度运动，如果运动结束后 5 分钟心率还不能恢复至 100 次/分以下，就属于强度过大。

（二）呼吸系统疾病（Respiratory Diseases）

1. 急性上呼吸道感染（Acute Upper Respiratory Infection）

急性上呼吸道感染主要病原体是病毒，少数是细菌。发病不分年龄、性别、职业、地区，免疫低下者易感，通常病情轻、病程短、可自愈并可具有一定的传染性。但是如果不及时治疗，可并发急性鼻窦炎、中耳炎（经久不愈可引起耳源性脑脓肿）、风湿热（严重的可引起风湿性心脏病）、肾小球肾炎（进而可发展为肾衰）。

预防：应加强锻炼、增强体质、避免受凉和过度劳累，感冒流行时戴口罩，避免出入人多的公共场所。

2. 肺结核（Pulmonary Tuberculosistu）

肺结核这种古老的疾病曾长期占据人类传染病榜首，在西方被称为白色瘟疫，中国有"十人九痨"之说。结核分歧杆菌可侵犯全身各器官。1965年特效抗结核药利福平发明之后，我国也对结核病采取了许多强有力措施，肺结核的发病率明显降低、治愈率提高、死亡率明显降低。但到目前为止尚没有更新的抗结核药问世，与此同时结核杆菌的耐药性日趋严重，因而近年来结核病又有上升趋势。

全球有三分之一的人（约20亿）曾受到结核分歧杆菌的感染，每年约13万人死于结核病。95%发生在低、中收入国家，因此很长一段时间，结核病都被认为是穷人的疾病。

（1）流行病学：肺结核主要是经空气传播。痰中查出有结核分歧杆菌者才有传染性，特别是咯血者。通过咳嗽、喷嚏等产生的带有结核分歧杆菌的飞沫在空气中传播。

影响机体对结核杆菌自然抵抗力的因素除遗传因素外，还包括贫困、居住环境拥挤、营养不良等社会经济因素，婴幼儿、老年、HIV感染者、免疫抑制剂使用者、慢性重症疾病者等都是易感人群。

（2）临床表现：主要有低热、盗汗、手足心热、纳差、乏力、颧红，咳嗽、吐痰、消瘦，严重的咯血。

（3）预防：①及时接种卡介苗，易感人群应及时咨询，必要时进行预防性化疗；对结核病患者应进行全程督导化学治疗。②控制传染源，普及卡介苗接种；对于密切接触家庭内外开放性肺结核者，及时就诊，必要时进行预防性抗结核治疗。

（二）其他疾病

1. 风湿热（Rheumatic Fever，RF）

风湿热是一种由咽喉部感染 A 组乙型溶血性链球菌后反复发作的急性或慢性风湿性疾病，主要累及关节、心脏、皮肤和皮下组织等众多器官。5 ~ 15 岁多见，3 岁以内婴幼儿极为少见。目前由于治疗及时，风湿热、风湿性心脏病已非常少见，尤其是经济比较发达的地区更为罕见。

预防：应予及时有效的抗风湿和正规抗链球菌治疗。

2. 骨质疏松症（Osteoporosis）

钙，作为一种微量元素，对人体的生命活动是非常重要的，被称为必需微量元素，是构成人体骨骼和牙齿的主要成分。在生命的任何时期都需要一定的钙质，人体每天从食物中摄取钙，又通过粪、尿等途径丢失钙，从而形成一种动态平衡。

钙在人体里储存和运转其实很活跃。骨骼是人体最大的钙储存库，骨骼总重量中的 65% ~ 75% 是骨盐，而骨盐是由钙和磷两大元素为主组成的，99% 储存在骨骼中。而人体骨骼中的钙又不断地在骨、血中进行动态流动，当摄入钙过多时，一部分通过尿液排出体外，一部分钙则储入骨骼中；当摄入钙不足时，骨骼中的钙又会流入血液，并最终再经尿液排出体外。

营养性骨质疏松，会导致骨骼脆性增加，容易并发骨折。人体骨质密度在 40 岁左右达到峰值，45 岁以后逐年降低，50 岁以后降低速度明显加快，久而久之也会发生代谢性骨质疏松。此外，女性体内钙吸收受人体内分泌腺体（主要是甲状旁腺）的调节。雌激素有拮抗甲状旁腺激素排钙的作用，女性进入闭经期后，雌激素开始下降，钙流失更容易。骨质疏松就成为中老年女性的常见慢性骨科疾病。

维生素 D 等有利于钙吸收的物质，植酸、草酸等不利于钙吸收的物质，都会影响人体对钙的吸收。

（1）及时补钙：一般而言，30 岁之前的钙量都处于增长期，此阶段不需要特别注意补钙的问题。补钙应从女性35岁左右、男性45岁左右开始。钙片成分一般是碳酸钙，人体吸收过程基本一样。最普通的钙片同样可以补钙。科学补钙完全不会导致结石病。

牛奶可以补钙。人乳、牛乳等各种乳制品是供给人体钙源的最佳天然食物，例如，每100g鲜牛奶中含钙120mg，乳糖不耐受的人也可以用等量酸奶代替，钙含量相同。虾皮、虾米、海带、紫菜等海产品，以及黑木耳、黄豆及其制品、芝麻酱等食物的含钙量也较高。小白菜、油菜、空心菜等绿叶菜也可以作为钙的来源。

晒太阳是一种促进人体维生素D合成的方式，人体约90%的维生素D都是通过阳光合成的，而维生素D作为一种钙吸收的"转运单位"，能直接促进钙质吸收，因此阳光是一项很重要的影响钙吸收的因素。如果每天晒太阳，那就基本不用另行补充维生素D。适当接受阳光照射，不仅能够促进人体的钙吸收，还能促进人体的新陈代谢和提高免疫力。

（2）定期体检：建议在40岁以后每年去医院检查一次骨密度，女性还要做雌激素检验。

综上，要让骨骼强健，保证骨质不缺钙，合理膳食才能骨骼硬朗，身体强壮。

3. 急性胰腺炎（Acute Pancreatitis）

急性胰腺炎是指胰腺消化酶被异常激活后对胰腺自身及其周围脏器产生消化作用而引起的炎症性疾病。这就是"自我消化"作用。轻型容易治疗；重型病情凶险，病死率高。

（1）病因：主要有暴饮暴食、酗酒；胆道梗阻诱发；高脂血症；创伤，如外伤及手术；感染因素，如腮腺炎、败血症等。

（2）临床表现：①急性腹痛，突然发生的非常剧烈的正中偏左的（束带样）非一般止痛剂能缓解的向左肩、左腰背部放射的疼痛。疼痛的发生大多都与进食（如油腻饮食、暴饮暴食）和酗酒有关。②腹胀与腹痛同时存在，腹胀较严重甚至比腹痛还难以忍受。③恶心、呕吐，发作早且频繁，呕吐后不能使腹痛缓解。④发热：早期中度发热，38℃左右。胆源性急性胰腺炎伴有胆道梗阻者，可有高热、寒战。胰腺坏死伴发感染时，高热为主要症状。⑤黄疸：部分病人有黄疸，但一般较轻。

（3）预防：忌暴饮、暴食、酗酒，积极控制感染等。

4. 尿频（Frequent Urination）

尿频指排尿频率增加。正常人白天排尿3～6次，夜尿0～1次。尿频者24小时排尿＞8次，夜间排尿＞2次，每次尿量＜200ml，伴有尿不尽感。

（1）病因：①膀胱敏感性增高，为膀胱受到炎症、结石、异物等病理性刺激所致。②膀胱容量降低，见于结核性膀胱挛缩和间质性膀胱炎。某些因素造成剩余尿量增多，可使膀胱容量相对降低，例如良性前列腺增生等。其他一些内科疾病亦可引起尿频，如糖尿病、尿崩症及肾脏浓缩功能障碍等，特点是在排尿次数增加的同时，往往伴有多尿。

（2）预防：防止尿路感染，及时治疗相关疾病。

三、妇产科学 (Obstetrics and Gynecology)

（一）女性一生经历的阶段

1. 胎儿期　从卵子受精到出生，从末次月经算起280天，40周。

2. 新生儿期　出生后4周内，称新生儿期。

3. 婴儿期　出生后1个月至1周岁，称婴儿期。

4. 幼儿期　1周岁至3周岁，称幼儿期。

5. 儿童期　从4岁至12岁左右，称儿童期。

6. 青春期　由儿童期向性成熟期过渡的一段快速生长时期。世界卫生组织规定青春期为10～19岁。

7. 性成熟期（又称生育期）　自18岁左右开始，历时约30年。此期女性功能旺盛，卵巢功能成熟并分泌性激素，建立周期性排卵。生殖器和乳房也有不同程度的周期性改变。

8. 绝经过渡期（曾称更年期）　此期长短不一，因人而异，可始于40

岁，历时 10 余年甚至 20 年不等。生殖器官开始萎缩，逐步走向衰退。可分为三个阶段：①绝经前期：卵巢内卵泡数量减少，且易发生卵泡发育不全；多数妇女月经周期不规律，常为无排卵性月经。②绝经期：卵巢内卵泡自然耗竭，或剩余的卵泡对垂体分泌的促性腺激素丧失反应。40 岁以前绝经，称卵巢功能早衰。③绝经后期：生殖器官、卵巢进一步萎缩，内分泌功能渐消退。

9. 老年期　一般妇女 60 岁后进入老年期，此期生殖器官进一步萎缩老化，卵巢功能衰竭，雌激素水平低落，难以维持女性第二性征。

（二）妊娠期的注意事项

受孕与妊娠是极其复杂的生理过程。从受孕到胎儿娩出的 40 周期间，各种内在因素与外在因素的综合作用时刻影响着母体和胎儿。如果不利因素占优势，正常妊娠将变成病理妊娠。妊娠早期可发生流产、异位妊娠、妊娠剧吐；中、晚期可出现妊娠期高血压、胎儿窘迫、早产及过期妊娠。

1. 孕期监护

（1）对孕妇的定期产前检查和对胎儿的监护，以及对胎盘和胎儿成熟度的监测。及早发现危险因素，对高危因素进行评估，并给予必要的治疗和随访，预防妊娠并发症的发生，从而保障孕产妇、胎儿及新生儿的健康。

（2）孕产妇妊娠、分娩适应能力和宫内胎儿安危评估。及时发现不利于妊娠和分娩的潜在因素和病变，并给予相应的预防和治疗措施，以期安全度过妊娠分娩期。通过安危评估，了解宫内胎儿有无畸形、代谢缺陷及危险情况。妊娠期通过 B 超、羊水测定对胎儿成熟度进行监测。观察胎动、胎心率、检测胎盘储备功能，了解宫内胎儿安危。

2. 出生缺陷

指因遗传、环境或遗传与环境共同作用使胚胎发育异常引起的个体器官结构、功能代谢、精神和行为等方面的先天性异常。针对出生缺陷通常分为三级干预：

（1）一级干预：妊娠前干预，预防缺陷胚胎、胎儿形成。通过咨询遗传学专业人员，对一方或双方患有疾病或有家族遗传性疾病的人的婚育问题提出建议与指导，确定是否结婚、暂缓结婚、可以结婚但限制生育、禁止生育或不能结婚。

（2）二级干预：妊娠期胎儿能够存活之前干预、阻止严重缺陷儿活产分娩。

（3）三级预防：指胎儿出生后干预，预防缺陷儿发病。

3. 孕期用药

由于妊娠期是一个特殊的生理时期，在孕妇体内药物会出现药代动力学和药效的变化，药物也可能通过胎盘屏障对胎儿造成不良影响，此期用药应谨慎，特别是在妊娠3个月内胎儿各主要器官尚未发育完成，药物致畸可能性很大，要高度重视，不可大意。

（三）妇产科常见病

1. 自然流产（Spontaneous Abortion）

妊娠不足28周、胎儿体重不足1000克而终止者，称流产，自然因素引起的流产称为自然流产。根据流产发展的不同阶段，可分为先兆流产、难免流产、不全流产、完全流产；此外还可见特殊流产，如稽留流产、习惯性流产、流产合并感染等。

（1）病因：①胚胎因素：胚胎染色体异常是流产的主要原因。②全身性疾病：高热可促进子宫收缩引起流产；梅毒螺旋体、支原体、单纯疱疹病毒等感染引起胎儿染色体畸变而导致流产；母体心力衰竭、严重贫血、高血压、慢性肾炎及严重营养不良等疾病亦可以引起流产。③内分泌异常：如黄体功能不足、甲状腺功能低下、糖尿病血糖居高不下等均可导致流产。④免疫功能异常：如母体与胎儿血型不合、夫妇存在抗精子抗体等均可使胚胎或胎儿受到排斥而发生流产。⑤子宫异常：畸形子宫、双子宫等影响胚囊着床而导致流产。⑥创伤刺激：如手术、直接撞击、性交过度等引起流产。⑦不良习惯：过量吸烟、酗酒、吸毒等亦可引起流产。⑧环境因素：过多接触砷、铅、甲醛等物质，亦可引起流产。

（2）预防：孕前及早进行专业咨询、定期孕检。根据不同病因进行预防。

2. 异位妊娠（Ectopic Pregnancy）

受精卵在子宫体腔以外着床，称为异位妊娠，或称宫外孕。可分为输卵管妊娠、宫颈妊娠、卵巢妊娠、腹腔妊娠、阔韧带妊娠等。异位妊娠是妇产科常见的急腹症之一，发病率较高且有导致孕妇死亡的危险。其中输卵管妊娠最常见，占90%～95%。

（1）病因：①输卵管异常：慢性输卵管炎、阑尾炎、盆腔结核、盆腔肿瘤、输卵管发育不良、输卵管手术等都可以使输卵管管腔粘连、堵塞、蠕动异常，影响受精卵正常运行从而着床在输卵管。②受精卵游走：卵子在一侧输卵管受精，经宫腔进入对侧输卵管后种植；或游走在腹腔，被对侧输卵管捡拾；因游走时间长种植在对侧输卵管而出现输卵管妊娠。③避孕失败。④其他：内分泌失常、精神紧张等亦可出现输卵管妊娠。

（2）预防：针对病因采取相应措施。

3. 妊娠期高血压疾病（Hypertensive Disorder Complicating Pregnancy）

妊娠期高血压疾病包括妊娠期高血压、子痫前期、子痫、慢性高血压并发子痫前期及妊娠合并慢性高血压，其中妊娠期高血压、子痫前期、子痫是妊娠期特有的疾病。多发生于妊娠20周以后，以高血压、蛋白尿为主要特征，可伴全身多器官功能衰竭，严重者可出现抽搐、昏迷甚至死亡，严重威胁母婴健康。

（1）高危因素：初产妇、孕妇年龄过小或大于35岁、多胎妊娠、妊娠期高血压病史及家族史、慢性高血压、慢性肾炎、糖尿病、肥胖、营养不良等。

（2）预防：①开展围妊娠期及围生期保健工作。②定期产前检查。③指导孕妇合理饮食。坚持左侧卧位增加胎盘绒毛的血供。每日补钙1～2g，有一定的预防作用。

4. 早产（Preterm Labor）

早产是指妊娠满 28 周至不满 37 足周间分娩者。早产儿体重 1000 ~ 2499g，各器官发育不成熟，因而可出现呼吸窘迫综合征、坏死性小肠炎、高胆红素血症、脑室内出血、视网膜病变等。

（1）病因：①宫内感染，常伴胎膜早破、绒毛膜炎等。②生殖道感染及泌尿道感染。③妊娠并发症与合并症，如妊娠期高血压疾病、妊娠合并心脏病、慢性肾炎等。④子宫膨胀过度或子宫畸形等。⑤胎盘因素，如前置胎盘、胎盘早剥等。⑥宫颈口松弛。

（2）预防：①积极治疗泌尿系感染，妊娠晚期节制性生活，预防胎膜早剥。②积极治疗妊娠前基础疾病。③宫颈口松弛者宜于妊娠 14 ~ 16 周行宫颈内口环扎术。

5. 过期妊娠（Postterm Pregnancy）

凡平时月经期规则，妊娠达到或超过 42 周，尚未分娩者，称过期妊娠。是胎儿窘迫、胎粪吸入综合征、成熟障碍综合征、新生儿窒息及巨大儿、难产的重要原因之一。

（1）病因：可能与下列因素有关：①雌、孕激素比例失调。②子宫收缩刺激反射减弱。③胎儿畸形。④遗传因素。

（2）预防：避免过期妊娠发生，力争在妊娠足月时处理。

6. 巨大儿（Fetal Macrosomia）

胎儿体重达到或超过 4000g 者，称巨大儿。男胎多于女胎，巨大胎儿手术产率及死亡率较正常胎儿明显增高。

（1）高危因素：①糖尿病孕妇。②营养与孕妇体重：当孕妇的体重指数 BMI［体重（kg）/ 身高（m）^{2}］大于 30kg/m^2，巨大胎儿率明显增加。孕期营养过剩、肥胖、体重过重等均可能发生巨大胎儿。有研究表明孕期体重过重者发生妊娠期糖尿病、巨大儿、肩难产者较体重偏低者明显增高。③遗传因素。④环境因素：高原地区由于空气中氧分压低，巨大胎儿的发生率较高。⑤产次：巨大胎儿多见于经产妇。⑥过期妊娠。

（2）预防：针对病因采取相应措施。

7. 胎儿生长受限（Fetal Growth Restriction，FGR）

胎儿生长受限，通常指由于病理原因造成的出生体重低于同孕龄同性别胎儿平均体重的两个标准差或孕 37 周后胎儿出生体重小于 2500g，实质就是胎儿的生长没有达到他们遗传的全部潜能。

（1）病因：未完全明了。

影响胎儿生长受限的危险因素有：①母体因素：所有影响子宫和胎盘血流灌注的妊娠并发症、合并症，如妊娠合并肾脏疾病、严重贫血、严重心脏病等；子宫病变，如子宫肌瘤等。②胎儿因素：胎儿生长发育与胎儿种族、性别有关；与宫内感染、多胎妊娠等有关。③胎盘及脐带因素：各种胎盘病变、脐带异常等影响胎儿获取营养的疾病，均可引起胎儿生长受限。④其他：如使用致畸药物，孕妇吸烟、酗酒及滥用药物等。

（2）预防：根据病因采取相应措施。

[小贴士]

体重指数 = 体重 / 身高 ^{2}（千克 / 平方米）

　　BMI=kg/m^2

正常：BMI　18.5 ~ 23.9

理想：BMI　22

偏瘦：BMI　< 18.5

偏胖：BMI　24 ~ 27.9

肥胖：BMI　≥ 28

四、儿科（Pediatrics）

儿童的非特异免疫、体液免疫和细胞免疫功能都不成熟，因此抗感染和免疫能力比成人低下，儿童时期是生理、行为的基础阶段，可塑性强，通过耐心的引导和正确教育可培养儿童良好的个性和行为习惯。

新生儿疾病常与先天遗传和围生期因素有关；婴幼儿疾病以感染性疾病占多数；儿童的心脏病主要以先天性心脏病为主。由于免疫功能不完善，病情发展快，儿童疾病往往来势凶猛，如果处理及时能很快度过危重期，恢复较快，但错过抢救时机死亡率也高。

已有不少严重威胁人类健康的传染病可以通过预防接种避免，预防接种工作基本上是在儿童时期进行的。许多成年人的疾病如冠心病、高血压和糖尿病都与儿童时期的饮食有关。有些疾病甚至从儿童时期已经开始出现，应及早干预。成人的心理问题也与儿童时期的环境条件和心理卫生有关，应在儿童期提前预防。

（一）儿童遗传性疾病的三级预防

一级预防　防止遗传性疾病的发生：法律禁止直系血缘和三代以内的旁系血缘结婚；

二级预防　在遗传咨询的基础上，有目的地进行产前诊断，减少有遗传性疾病患儿出生；

三级预防　计划免疫，按照国家规定进行预防接种。

新近提出的成人疾病胎儿起源学说（developmental orginal health and diseases，DOHaD）认为：胎儿在宫内发育中受到遗传、宫内环境的影响，不仅影响胎儿期的生长发育，而且对血管疾病、高血压、肥胖和血脂异常等一系列疾病的发生也有重要影响。

因此，遗传决定生长发育的潜力，这种潜力从受精卵开始就受到环境因素的作用与调节，表现出个人的生长发育模式。生长发育水平是遗传与环境共同作用的结果。

（二）影响生长发育的因素

1. 遗传因素

父母的遗传因素决定小儿生长、发育的"轨道"（或特征、潜力、趋向）。种族、家族的遗传信息影响深远，如皮肤、头发的颜色，面型特征，身材高矮，性成熟迟早，传染病的易感性等；异常情况下，遗传代谢性疾病、内分泌障碍、染色体病等与遗传因素直接相关。

2. 环境因素

（1）营养：儿童生长发育需要充足的营养供给，宫内营养不良使胎儿体格生长落后，严重时影响脑的发育；出生后营养不良可影响体重、身高及智力的发育。

（2）疾病：对生长发育的阻碍作用十分明显。

（3）母亲情况：胎儿宫内的发育受母亲生活环境、营养、情绪、疾病等因素影响。妊娠早期病毒感染可导致胎儿先天性畸形；妊娠期严重营养不良可引起流产、早产和胎儿生长及脑的发育迟缓；妊娠早期某些药物、X射线照射、环境中的有毒物质及精神创伤等均可影响胎儿发育。

（4）家庭和社会环境：良好的居住环境如阳光充足、空气新鲜、水源清洁、无噪声、无光污染，居住条件舒适，配合良好的生活习惯，科学护理，良好教养，积极参加体育锻炼，完善医疗保健服务是促进儿童生长发育达到最佳状态的重要因素。

（三）各年龄期儿童保健

1. 胎儿期

（1）预防遗传性病症与先天性畸形：提倡和普及婚前检查及遗传咨询，禁止近亲结婚，避免接触放射线和铅、苯、有机磷农药等化学毒物；避免吸烟、酗酒；患有心脏病、肾脏疾病、糖尿病、甲状腺功能亢进症、结核病等病的育龄妇女应在医生指导下确定是否可以怀孕；注意孕期用药安全，避免药物致畸。

（2）保证充足的营养：妊娠后期就要加强铁、锌、钙、维生素D等重要营养素的补充。也要注意防止营养摄入过多导致胎儿体重过重，影响分娩和出生后的健康。

（3）预防感染：孕妇早期应预防如风疹病毒、巨细胞病毒及单纯疱疹病毒感染，以免造成胎儿畸形及宫内发育不良。

（4）定期孕检，避免妊娠期合并症。

2. 学龄期与青春期

此期儿童求知欲望强，是体格发育的第二个高峰期，应注意培养良好的学习习惯，积极参加体育锻炼、培养毅力和意志力，保证充足营养，预防屈光不正、龋齿、缺铁性贫血等疾病。进行法制、交通规则、意外伤害防范教育。

（四）儿童心理卫生

1. 良好习惯的培养　如睡眠、进食、排便、卫生等习惯。

2. 社会适应性的培养　如独立能力，包括进食、控制大小便、独自睡觉等，控制情绪，对儿童的行为要按照社会标准给予规范。

（五）意外事故的预防

1. 窒息与异物吸入　3个月以内的婴儿要注意防止因被褥、母体的身体、呕吐物等造成的窒息；较大婴儿要防止食物、果核、果冻、纽扣、硬币等异物吸入气管。

2. 中毒　要防止药物、毒气、鱼胆、毒蘑菇等中毒。

3. 外伤　应防止高处跌伤、高温油及沸水烫伤，教育儿童不能玩火、电、煤气等危险物品。

4. 溺水与交通事故　教育儿童不可独自或未有成年人陪同的情况下去江河、池塘玩水。教会孩子自救。正确使用119（火警）、110（外来人侵犯）、120（急救）电话。

（六）常见疾病的预防

1. 急性肾小球肾炎（Acute Glomerulone Phritis）

急性肾小球肾炎，简称急性肾炎，是指一组病因不一，临床表现急性起病，多有前驱感染，症状以血尿为主，伴有不同程度蛋白尿，可有水肿、高血压或肾功能不全等特点的肾小球疾病。多见于儿童和青少年，以5～14岁多见。可分为急性链球菌感染后肾小球肾炎和急性非链球菌感染后肾小球肾炎（本节主要介绍前者）。

（1）病因：主要由 A 组 β 溶血性链球菌急性感染后引起。此外尚有多种细菌、病毒亦可引起本病。

（2）预防：本病预后良好，95% 可完全恢复，防治感染是预防本病的根本。减少呼吸道及皮肤感染，尽早彻底治愈急性扁桃体炎、猩红热、脓疱疮等疾病。

2. 儿童急性中毒（Acute Poisoning）

某些物质接触或进入人体后，与体液和组织相互作用，破坏机体正常的生理功能、引起暂时或永久性病理状态甚至死亡，这一过程称为中毒。多发生在幼儿期和学龄前期。

（1）中毒途径：①消化道：食物中毒、误服药物，如灭鼠药或杀虫剂等。②皮肤接触：如有农药污染的衣物、蜂刺、虫咬。③呼吸道吸入：如一氧化碳中毒、有机磷农药吸入等。④经创伤口、创伤面吸收：如大面积烧伤用药不当等。

（2）预防：普及相关预防中毒的健康知识，管理好药品、有毒物品，不要随便食用野生植物及果实。

五、传染病（Infectious Disease）

（一）流行性腮腺炎（Epidemic Parotitis）

流行性腮腺炎，简称流腮，是儿童和青少年时期常见的上呼吸道传染病，本病由腮腺炎病毒引起，以唾液腺非化脓性肿痛为主要临床表现，一次感染可获得终生免疫。病毒还可侵犯各种腺体组织、神经系统、心、肝、肾和关节等，引起睾丸炎、卵巢炎、胰腺炎、脑膜炎及心肌炎等并发症。

1. 传染病学

（1）传染源：早期患者和隐性感染者均是传染源。病毒在患者的唾液中存在的时间较长，自腮腺肿大前 7 天至肿大后 9 天均可检出，在此期间具有较高的传染性。

（2）传播途径：主要通过飞沫经呼吸道感染。孕妇感染本病可通过胎盘传染给胎儿，导致胎儿畸形或死亡，增加流产的发生率。

（3）易感人群：人群对本病有普遍易感性。1岁内婴儿由于体内尚有来自母体内的特异性抗体，因此很少发病，90%发生于1～15岁，尤其是5～9岁儿童。得病后（包括隐性感染者和腮腺肿的病例在内）可获得持久免疫力，再发者极少。

2. 临床表现

起病大多较急，有发热、头痛、咽痛、纳差、恶心呕吐和全身酸痛等症状，数小时至1～2天后出现腮腺肿大。成人患者一般较严重。通常一侧腮腺肿胀后1～4天累及对侧。肿胀大多1～3天，持续4～5天后逐渐恢复正常。

3. 并发症

流腮常常引起全身性感染，病毒常累及中枢神经系统或其他器官而产生症状，某些并发症可不伴腮腺肿大单独出现。

（1）神经系统：可出现无菌性脑膜炎、脑膜脑炎、脑炎，多发性神经炎、脊髓灰质炎等。

（2）生殖系统：睾丸炎，发病率占成年男性14%～35%，一般13～14岁以后发病率明显增高，大多侵犯单侧，少部分有不同程度睾丸萎缩（但很少引起不育）；卵巢炎，约占成人女性患者的5%～7%，不影响生育，偶可引起提前闭经。

（3）胰腺炎：约占5%的成年患者并发胰腺炎，儿童少见。常发生于腮腺肿胀后3～4天。

（4）肾炎：个别特别严重的患者可发生肾功能衰竭。

（5）心肌炎：约4%～5%患者并发心肌炎。多见于病程5～10天，可与腮腺肿同时或在恢复期发生，严重者可致死。

（6）其他：可并发乳腺炎（15岁以上女性患者近三分之一并发此症）、骨髓炎、肝炎、肺炎、前列腺炎等。

4. 预防

及早隔离患者至腮腺肿完全消退为止。保护易感儿童，及时接种疫苗。一般免疫球蛋白、胎盘球蛋白对本病无预防作用。

（二）病毒性肝炎（Viral Hepatitis）

病毒性肝炎是由多种肝炎病毒引起的以肝脏损害为主的一组全身性传染病。按病源学分类目前有甲肝（甲型肝炎简称，下类同）、乙肝、丙肝、丁肝及戊肝。各型肝炎临床表现相似，以乏力、食欲减退、厌食油腻、肝脏增大、肝功能异常为主，部分病例出现黄疸。甲型、戊型肝炎经粪—口途径传播，主要表现为急性肝炎；乙型、丙型、丁型肝炎主要经血液、体液等胃肠外途径传播，大部分患者呈慢性感染，少数病例可转变为肝硬化和肝癌。我国是病毒性肝炎高发区。甲肝病毒人群感染率（HAV 阳性者）约80%；有统计资料表明，全世界乙肝表面抗原（HBsAg）携带者约 3.5 亿，我国约有 1.2 亿。

1. 临床表现

不同类型肝炎引起的临床表现具有共同性。临床上可分为急性肝炎、慢型肝炎、重型肝炎、胆汁淤积型肝炎、肝炎后肝硬化。

（1）急性肝炎：各型肝炎均可引起，有不同程度的畏寒、发热、乏力、纳差、恶心、厌油、腹胀、肝区痛、茶色尿、巩膜黄染、一过性大便颜色变浅等。甲肝、戊肝不转变为慢性肝炎，成年人急性乙肝、丙肝、丁肝可转变为慢性肝炎。

（2）慢性肝炎：急性肝炎病程超过半年。分为轻、中、重三度。

（3）重型肝炎（有急性、亚急性、慢性三种）：是病毒性肝炎中最严重的一个类型，约占全部肝炎的 0.2% ~ 0.5%，病死率极高。所有肝炎病毒均可引起，但甲肝、丙肝少见。

（4）胆汁淤积型肝炎：以肝内胆汁淤积为主要表现的一种特殊临床类型，又称胆小管型肝炎。急性胆汁淤积型肝炎起病类似急性黄疸型肝炎，但自觉症状较轻。黄疸较轻，持续 3 周以上，皮肤瘙痒、肝大、血清总胆红素明显升高。

（5）肝炎后肝硬化：分为活动性与静止性两型。

2. 并发症

（1）肝性脑病：肝功能不全引起的神经精神症候群，多见于重型肝炎和肝硬化。常见诱因为上消化道出血、高蛋白饮食、感染、大量排钾以及大量放腹水等。

（2）上消化道出血（肝功能不全引起）：病因一是凝血因子、血小板减少；二是胃黏膜广泛糜烂和溃疡；三是门静脉高压。上消化道出血可诱发肝性脑病、腹水、感染和肝肾综合征。

（3）肝肾综合征。

（4）感染。

3. 预防

切断传播途径。

甲肝无病毒携带状态，传染源为急性期患者和隐性感染者，后者远较前者多。粪便排毒期在起病前2周至血清谷丙转氨酶升高后1周甚至起病后30天。传播途径主要为粪—口途径传播。粪便污染饮用水源、食物、蔬菜、玩具等均可感染。易感人群为HAV阴性者。6个月以下的婴儿有来自母体的抗HAV而不易感染。

乙肝、丙肝、丁肝：加强托幼保育单位及其他服务行业的监管，严格执行餐具、食具消毒制度。理发、美容、洗浴等用具按规定进行消毒处理。养成良好个人卫生习惯。使用一次性注射用具，管控好医疗废弃物。加强血液制品管理，严格按规定进行献血和输血的管理。

戊肝的传染源和传播途径与甲肝相似。

（三）乙型肝炎（Viral Hepatitis Type B）

1. 传染源　主要是急、慢性乙肝患者和病毒携带者，其传染性与体液中病毒量成正比。

2. 传播途径　含乙肝病毒（HBV）的血液经破损的皮肤与黏膜进入人体而感染，主要的传播途径有：

（1）母婴传播。

（2）血液、体液传播。如输血或血液制品、注射、手术、拔牙、针刺、共用剃刀、共用牙刷等均可传播。唾液、汗液、精液、阴道分泌物、乳汁等体液含有乙肝病毒，密切的生活接触、性接触也是传播途径。

3. 易感人群　乙肝表面抗体（抗 HBs）阴性者。婴幼儿是 HBV 感染的最危险时期。高危人群包括：HBsAg 阳性母亲的新生儿、HBsAg 阳性者的家属、反复输血及血液制品者、血液透析者等。

丙肝、丁肝的传播途径基本上同乙肝。

4. 预防

（1）控制传染源：肝炎患者和病毒携带者是本病的传染源。凡现症感染者不能从事食品加工、饮食服务、幼托保健保育等工作，严格筛选献血人员。

（2）切断传播途径：同病毒性肝炎。

（3）保护易感人群：搞好预防接种疫苗工作。

六、皮肤性病学 (Dermatovenereology)

皮肤性病发病率高，影响患者家人的生活质量，损害心身健康，严重者可危及生命。

1. 感染性皮肤病　如脓疱疮、疥疮、真菌感染、结核、麻风、淋病、梅毒等，最重要的是控制好传染源，切断传播途径，改善环境卫生，避免不良生活习惯。

2. 变态反应性皮肤病　详细了解发病时间、有无家族史、有无合并系统疾病，在减少或去除各种可疑因素的同时，仔细寻找变应原，避免再次接触或摄入。药物过敏者应禁用致敏药物，对于与致敏药物结构类似的药物亦慎用。

3. 瘙痒性皮肤病　寻找并去除病因，嘱患者避免搔抓，忌酒、热水烫洗及食用辛辣刺激性食物，老年人应注重皮肤保湿。寻找环境中的致病因素，有针对性地进行防护。

4. 不当的生活美容导致的皮肤病　了解美容化妆的卫生知识，慎重对待美容手术。

5. 皮肤肿瘤　避免长期、过度在日光下暴露，避免接触有害致癌物质。保持良好的生活习惯，精神舒畅，保持充足睡眠、合理饮食、戒烟、忌酒以及加强体育锻炼。

（一）性传播疾病（Sexually Transmitted, STD）

性传播疾病指主要通过性接触、类似性行为及间接接触传播的一组传染性疾病，不仅引起泌尿生殖器官病变，还可通过淋巴系统侵犯泌尿生殖器官所属淋巴结，甚至通过血行播散侵犯全身各重要组织和器官。包括淋病、梅毒、尖锐湿疣、非淋菌性尿道炎、生殖器疱疹、软下疳、性病性淋巴肉芽肿和艾滋病等 8 种。要特别注意的是，几种性传播性疾病可能同时存在，尤其是性传播性疾病患者感染艾滋病的危险性明显增加。

1. 传播途径

（1）性接触传播：性交是主要传播方式，占 95% 以上。此外类似性行为（口交、肛交、手淫、接吻等）亦可增加感染概率。

（2）间接传播：通过被污染的衣服、用具、公用物品以及共用卫生器具等传播。

（3）血液和血液制品传播：输入受性病病原体污染的血液或血液制品，以及毒品成瘾者共用静脉注射用具。

（4）母婴垂直传播：患病的母亲可通过胎盘感染胎儿；分娩时，胎儿通过产道时感染，或哺乳时感染婴儿。

（5）医源性传播：使用被污染的医疗器械进行体格检查、注射、手术等方式感染；他人或医务人员因医疗操作防护不当而自身感染。

2. 预防

STD 既是医学问题又是社会问题。尤其是性病及艾滋病的流行不仅影响人们的身体健康，使预期寿命下降，阻碍国家经济发展，造成卫生资源紧张，甚至影响家庭、社会稳定。要加强防止性传播疾病的有关知识的普及，提高防病意识，积极有效治疗，同时需要政府领导、多部门合作、全社会参与共管群防。

（1）重视宣传教育：通过各种宣传，使人们高度认识到 STD 对国家和家庭的严重危害，提高自我保护意识，并获知有效的预防措施。

（2）严格疫情报告，加强行政干预。

（3）加强现症病人的管理，对患者及其性伴侣同步进行积极有效治疗，避免交叉感染，消灭传染源，减少病原体携带状态，防止疾病借机传播。

（4）针对病因进行有效防控。

七、眼科（Ophthalmology）

（一）眼外伤（Ocular Trauma）

眼外伤是指眼球及其附属器受到外来的物理性或化学性因素的侵蚀，造成的眼组织器质性及功能性的损害。眼外伤发病率高，不仅影响视觉功能，严重者甚至丧失劳动能力。致盲率占据致盲眼病的前三位。

1. 流行病学特点　在基层医院的眼科住院患者中，1/3 为不同程度的眼外伤，男性最多，单眼受伤最多，以工人、农民为主。

2. 病因　击伤、刺伤、炸伤、撞伤以及化学性烧伤、物理性热伤、毒气伤多见。主要发生在工地、田野、家庭、街道及公共场所。

3. 预防　增强爱眼意识，工作中特别是化工作业中严格遵守操作规程，完善防护措施。尤其要对儿童重点预防，禁止儿童玩危险玩具和游戏，或在成人指导下进行，如放鞭炮。

八、耳鼻喉科（Otorhinolaryngology）

（一）耳聋（Deaf）

1. 药物性耳聋（Drug-indiced Deafness）

指某些药物对听觉感受器或听觉神经通路有毒性作用或长期接触某些化学物质所致的听力损伤。这些对听觉系统有毒性的药物和化学物质超过一定的积累量常常引起内耳和听觉系统中毒。也有些个体对这些药物或物质很敏感，即使在安全范围内亦可造成听觉损害。

（1）病因：目前已知的耳毒性药物近百种，常见的有氨基糖苷类抗生素（链霉素、卡那霉素、庆大霉素、小诺米星、阿霉素等）；抗疟药（奎宁、卡伯、氯奎）；抗肿瘤制剂（长春新碱、顺氯胺铂等）；水杨酸盐类止痛药；祥利尿剂（依他尼酸）；重金属及其他有毒类制剂（铅、磷、砷、苯、一氧化碳、四氯化碳）、酒精、烟草等。

（2）预防：慎用耳毒性药物，必须要用时，应严密观察，一旦发病应及时停药，尤其对孕妇、婴幼儿、肾病患者、噪声环境工作的人员使用该类药物时更应慎之又慎。

2. 感染性耳聋（Infections Deafness）

一般是指听觉神经系统受细菌、病毒、立克次体、原虫等微生物侵袭，结构与功能遭到损害所致的听力下降。另外，急、慢性中耳炎及继发的迷路炎亦可引起耳聋。

（1）病因：①风疹，为最常见的妊娠期致聋的原因。②流行性脑脊髓膜炎，简称流脑，系脑膜炎球菌经呼吸道传染所致，该菌有嗜神经特性，直接侵犯神经干而引起神经炎，可见于儿童及成年人，可并发耳聋，随着健康意识增强以及疫苗的使用，流脑现已少见。③流行性腮腺炎，为腮腺炎病毒（有强嗜神经性）引起的呼吸道传染病，是儿童期发病的后天性耳聋的重要原因，耳聋进展快，发病后疗效不佳，但早期注射腮腺炎疫苗是最有效的方法。

此外，麻疹、梅毒、伤寒、流感等均可并发耳聋。

（2）预防：早期积极控制感染性疾病是预防感染性耳聋的有效方法。

3. 突发性与特发性耳聋（Sudden and Idiopathic Deafness） 发病快，病因大多数不详。

4. 老年性耳聋（Senile Deafness） 是伴发老化过程有关的听力损失，典型的表现为双侧对称性进行性听力下降。发病无种族差异，男性多于女性。

（1）病因：可能与下列因素有关。

①外部环境噪音和环境污染。人体在生命过程中受到交通噪声、建筑施工、音乐、火器发射、风扇、空调、计算机、冰箱等家电、锅炉、鼓风机、电锯等各种长期损伤的积累。

②内环境改变：

a. 血液流变学 老年过程中，血液黏滞性、红细胞僵硬度和红细胞滤过能力的改变与老年感音性耳聋有关；

b. 血管病变 人体衰老的基本表现之一——动脉硬化也会影响听觉系统的血管，影响其氧的交换，引起代谢障碍；

c. 神经递质的神经活性物质的改变。

③其他原因：听觉系统的变性改变、机械性原因、遗传性原因、血管性原因等。

（2）预防：加强科普教育，从早期开始，在生命过程中避免对听觉器官的损害，减少接触噪声，不用耳毒性药物，控制体重，注意低糖低脂饮食；适当使用神经营养和改善循环的药物。

（二）急性扁桃体炎（Acute Tonsillitis）

急性扁桃体炎为扁桃体的急性非特异性炎症。常继发于急性上呼吸道感染，是一种常见的咽部感染性疾病，多发于儿童及青少年。

1. 病因 乙型溶血性链球菌是主要致病菌，此外葡萄球菌、肺炎球菌以及腺病毒、鼻病毒等亦可引起本病。

病原菌滞留在正常人的咽部及扁桃体隐窝内，在机体抵抗力降低时，病原菌大量繁殖所产生的毒素破坏隐窝上皮侵入扁桃体实质导致炎症。受凉、潮湿、过度劳累、烟酒过度、有害气体刺激、上呼吸道慢性疾病等均可成为诱因。

2. 临床表现

（1）全身症状：起病急，可有畏寒、高热、头痛、纳差、周身不适等。小儿可因高热而引起抽搐、呕吐等。

（2）局部症状：咽痛为主要症状，吞咽困难。下颌淋巴结肿大。扁桃体肿大（临床分三度肿大）。

3. 并发症 感染性炎症除涉及扁桃体周边的炎症之外，尚可并发急性中耳炎，急性鼻炎、鼻窦炎，急性淋巴结炎，甚至可以引起急性肾炎，急性风湿热，风湿性心内膜炎等。

4. 预防 除对因预防外，还应增强体质，提高抵抗力，积极治疗。多次反复发作（每年3次或以上），特别是有并发症者，可考虑手术治疗。

八、口腔科（Stomatology）

（一）龋病（Dental Caries）

龋病是牙齿在以细菌为主的多种因素影响下，牙体组织发生慢性进行性破坏的一种疾病。龋病在人类各种疾病中发病率位居前列。

患龋率从高到低排序：在乳牙列中依次为下颌第二乳磨牙、上颌第二乳磨牙以及第一乳磨牙、乳上颌前牙、乳下颌前牙；恒牙列中下颌第一、二磨牙，上颌第一、二磨牙以及前磨牙，最低是下颌前牙。龋损的好发牙面以咬合面为主。

1. 病因 龋病是在微生物、食物和宿主三种因素相互作用下发生的，称之为龋病的三联因素理论，后因时间因素的补充而发展成四联因素理论。

（1）细菌：口腔中的主要致龋菌是变形链球菌，其次是某些乳酸菌和放线菌属。这些细菌具有利用蔗糖产酸的能力，在牙体表面的附着能力以及耐酸能力等具有致龋特性。在牙菌斑的存在下，细菌作用于牙齿，致使龋病发生。机体的全身状况与龋病的发病有一定的关系，而全身状况又受营养、内分泌、遗传、机体免疫状态和环境等因素的影响。只有在牙齿结构、形态存在某种缺陷或不足的前提下，龋病才会发生。

（2）食物：蔗糖等碳水化合物与龋病的关系十分密切。

（3）宿主：影响龋病发病的宿主因素主要包括牙和唾液。

此外，饮食习惯不良，喜欢吃甜食或刺激性食品；口腔清洁习惯不良，不能保持早晚刷牙及餐后漱口，或者是刷牙方法不正确，都对口腔环境不利。

2. 临床特征　牙体组织色、形、质的变化。初期时牙龋坏部位的硬组织发生脱矿（在酸的作用下，牙中的矿物质发生溶解，钙和磷酸盐等无机离子从牙中脱出）、微晶结构改变，牙透明度下降，致使釉质呈白垩色。随之有色素沉着，局部可呈黄褐色或棕褐色。最终发生牙体缺损、龋洞形成。

3. 预防　保持良好的口腔卫生、正确刷牙，特别是注意对磨牙的卫生清理，少吃蔗糖类碳水化合物。

第三节　健康的第一杀手——癌症

癌症——健康长寿的第一杀手。人们把它视为恶魔的化身、死亡的代名词。

肿瘤是机体细胞在各种始动与促进因素的作用下产生的增生与异常分化所形成的新生物，一旦形成，不会因病因的消除而停止生长。它的生长不受机体生理调节，还会疯狂破坏组织与器官。

肿瘤有良性和恶性之分，良性肿瘤一般称之为"瘤"；恶性肿瘤来自上皮组织者称为"癌"，来源于间叶组织者称之为"肉瘤"。有些肿瘤虽然为良性但生长部位与器官所致的恶性后果，显示为恶性生物行为，如颅内的良性肿瘤伴颅内高压。通常把那些难以治愈的，短期内就危及生命的肿瘤统称为癌症。

癌症是由于基因组一系列的突变造成的。人类进化的过程中，形成一套严格的防疫机制，一般情况下，在细胞增殖过程中，如果遗传物质（DNA）在复制的过程中不小心出了很难修复的错误，而这种错误可能诱发突变，为了防止这种细胞"捣乱"，细胞内有一套机制可以把这种细胞杀死，掌握这种生杀大权的基因之一是 P53 基因，通常把它叫作"抑癌基因"，它可以减少"坏细胞"的增殖，防止癌症的产生。然而很多癌细胞都有 P53 基因的突变，从而使得一些细胞不受管束，不需要生长因子也可以大量繁殖。原本人体内有一个很强大的免疫系统，清除癌细胞，然而"狡猾"的癌细胞会戴上"面具"使免疫系统无法识别，还有释放"毒素"破坏免疫系统的功能，造成突变。

随着传染病的逐渐控制，平均寿命的延长，恶性肿瘤已成为最常见的死因之一，2018 年国家癌症中心最新报告显示：我国平均每天超过 1 万人被确诊为癌症。恶性肿瘤发病率在 40 岁以后开始快速升高，80 岁年龄组达到高峰。城乡地区癌症发病率正逐年接近，男性人群中，肺癌发病率排在第一位；女性发病率排第一的是乳腺癌，肺癌排在第二位。无论男女，肺癌死亡率都排在首位。

癌症就像一粒种子，我们的身体就像土壤。种子能否发芽、长大，完全取决于土壤。因此，我们应该积极改善"土壤"，做好预防。恶性肿瘤是由环境、营养、饮食、遗传、病毒感染和生活方式等多种不同的因素相互作用而引起的，所以目前无单一的预防措施。国际抗癌联盟认为 1/3 的癌症是可以预防的，1/3 的癌症如能早期诊断是可以治愈的，1/3 的癌症是可以减轻痛苦的。90 岁之后癌症的发病率大幅下降。也就是活得越久，越能躲过癌症。

一些地区存在着某种癌症发病率明显高于全国的平均值，也就是高发区。如：江苏启东肝癌高发；河南的林州，食管癌发病率高于全国平均值数倍；台湾人喜食槟榔，口腔癌发病率在全球居于前列。

一、我国一些癌症的特色

1. 最有中国特色的癌：肝癌。

2. 中国人得的最多的癌：肺癌。

3. 儿童最容易得的癌：白血病。

4. 最有男性特色的癌：前列腺癌；最有女性特色的癌：乳腺癌。

5. 最能避免的癌：子宫癌。

6. 最早可能被消灭的癌：宫颈癌。

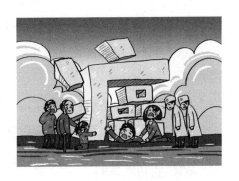

7. 治疗效果最好的癌：乳腺癌。

8. 中国癌症发病率最高城市：上海。

9. 和饮食最相关的癌：消化道癌。

10. 病情最温和的癌：甲状腺癌。

11. 最难治疗的癌：胰腺癌。

12. 最复杂的癌：淋巴瘤。

13. 最具广东特色的癌症：鼻咽癌。

二、癌变早期异常症状

1. 有持续性（或间断性）、进行性加重的头痛，伴有恶心、呕吐或复视、视物障碍，或伴有鼻出血、头晕、耳鸣耳聋等症状。

2. 身体任何部位出现肿块，哪怕只有黄豆大的肿块，特别在颈部、乳房、心窝部、右肋下、锁骨上等处出现，且肿块不断增大。

3. 乳房左右不对称，大小有变化，乳头流出血性或乳样分泌物，或者发生糜烂。

4. 经久不愈的干咳，无痰或咯少量痰液，伴有声音嘶哑，痰中夹血丝或小血块。

5. 长期食欲不振，消化不良，上腹饱胀、反酸或柏油样大便。

6. 中年以后，性交时阴道出血，或阴道不规则流血，或白带多且有恶臭。

7. 突然出现无痛性血尿。

8. 大便习惯改变，如不明原因的大便次数增多，或便血不止。

9. 身体某部位没有外伤而发生溃疡，或在瘢痕上发生溃疡，长久不愈。

10. 身体任何部位长出的疣或色素痣迅速增大，颜色变深，局部毛发脱落或发生破溃。

11. 较长的骨骼（如四肢骨）某处不明原因的疼痛且进行性加重。

12. 不明原因的发热、消瘦、贫血、闭经或泌乳。

三、防癌的基本策略

（一）恶性肿瘤的三级预防

一级预防是指消除或减少可能致癌的因素，防止癌的发生；

二级预防是指积极治疗癌前病变，若癌症一旦发生，应在其早期阶段发现并及时治疗；

三级预防是指治疗后康复，提高生存质量，减轻痛苦，延长生命。

（二）预防性手术

预防性手术可用于治疗癌前病变，防止其发生恶变或发展为进展期癌。通过外科手术早期切除癌前病变可预防恶性肿瘤的发生。

隐睾症是与睾丸癌相关的危险因素，在幼年行睾丸复位术可降低睾丸癌发生的可能性。家族性结肠息肉病的病人如不行结肠切除术，约有一半的病人到 40 岁时将发展为结肠癌，而在 70 岁后几乎 100% 的病人会发展成结肠癌。溃疡性结肠炎亦有较高癌变几率。多发性内分泌瘤 MNE－2 型病人有发生甲状腺髓样癌的危险。黏膜白斑是发生口咽和外阴鳞状细胞癌的危险因素，因而对这些部位的白斑必要时作预防性切除。

（三）情绪调节

许多癌症患者回顾患病前两三年的生活，都会看到消极情绪的影子。有专家指出坏情绪是癌症的"向导"，压抑、焦虑、抑郁等消极情绪可使免疫系统识别、消灭癌细胞的功能"大打折扣"，因此容易患癌。尽量保持身心放松，找到健康的情绪宣泄途径，向他人倾诉、写日记、做感兴趣的事都有助于排解不良情绪，保持良好心态也是防癌之法。

（四）中医养生防癌

中医认为"正气存内，邪不可干"，虚邪贼风，避之有时；和调情志，摄养精神；食饮有节，谨调五味；起居有节，不妄作劳。顺应四时气候变化，避免外邪侵袭，春避风温、夏避酷暑、秋避燥邪、冬避严寒。

（五）饮食

癌症的发病与饮食的关系密切。我国在20世纪70年代以前，居民的食谱中80%都是谷物，烹调方式以蒸、煮、熬为主，很少炸、煎、炒。70年代后期，居民的食品结构发生了重大的转变，烹调方式也变成了主要以煎、炒、烹炸为主。在此期间，我国每年新发癌症病人，由20世纪70年代不足100万发展到20世纪90年代接近200万，再到目前超过300万的惊人增长。尤其是原本排序在后的大肠癌已经跃居到现在癌症排行榜的第3位。

四、防癌建议

国际抗癌联盟指出：在膳食营养与癌症的关系中，只有蔬菜和水果的保护作用最有说服力。有研究认为，可以从三个环节阻断肿瘤的发生，第一个环节是阻断致癌物的前体；第二个环节是阻断致癌物的启动；第三个环节是阻断细胞的癌变。因此多吃天然的蔬菜、水果、薯类和谷物等植物性食物是预防癌症的好手段。建议：

1. 保持正常体重，老年人可以略胖一些。

2. 每天至少进行中度身体活动（比如快走）30分钟。

3. 少吃高能量食物，特别是高糖、低纤维、高脂肪的加工食物，避免饮用含糖饮料。

4. 以植物来源的食物为主，多吃没有精加工的谷类和豆类食物。近年癌症高发，农药是祸首之一，食用时应洗净农残。注意：一是去皮，除去谷物外壳、水果果皮、蔬菜的外叶；二是用流水冲洗；三是蔬菜多用水煮。

5. 少吃火腿、熏肉等肉类加工食物。每周红肉摄入量应少于 500 克，否则可能加大胰腺癌、乳腺癌等患病风险。

6. 限制含酒精饮料的饮用。

7. 少吃过咸食物和腌制食物。

8. 通过膳食满足营养需要，不推荐使用膳食补充剂来预防癌症。

9. 完全用母乳喂养婴儿 6 个月，然后在母乳喂养的同时适时添加辅食。

10. 晒太阳不能过度。

11. 少熬夜，睡足觉。2008 年世界卫生组织将上夜班列为容易致癌的因素之一。

12. 装修时谨慎选材。不用放射性材料，以及含有苯、四氯化碳、甲醛、二氯甲烷等致癌物的建筑材料。颜色越鲜艳的石材，放射性越强。白色、黑色的石材相对安全，绿色、红色的石材相对不安全。

13. 别把工作服穿回家。

五、防癌误区

比如号称"饿死"癌细胞的"饥饿疗法"。专家表示，所谓"饥饿疗法"会造成机体营养不足，影响体内正常细胞的生长和保护作用，使免疫力下降，增加感染的风险。

肿瘤细胞是不正常的细胞，比正常细胞更凶悍，它们异常快速地分裂、生长，并"窃取"体内正常细胞的营养。癌细胞是我们人体自身细胞演变而来，如果要"饿死"癌细胞，首先会把人体多个器官的功能打乱。

最终不是癌细胞给"饿死"，而是人体被耗竭而死。

云南有个小伙子患上白血病，打算用炭火来烤死癌细胞，这完全是没有科学依据的愚昧之举。医学上确实有热疗治病之法，但那是通过专业仪器使血液的温度升高，而且要通过专业的监测。直接对身体烧烤，不仅没用而且危险。

附：致癌食物黑名单

1. 腌制食品：腌制食物中，亚硝酸盐含量较多，在人体内与胺类化合物作用会生成强致癌物——亚硝胺，导致亚硝胺产生最多的是腌菜，其次是干咸鱼、香肠、腊肉、火腿、熏肉等，虾酱、咸蛋等食物同样含有致癌物质，应尽量少吃。

2. 烧烤食品：烤牛肉、烤鸭、烤羊肉、烤鹅、烤乳猪等，因含有强致癌物不宜多吃。

3. 熏制食品：如熏肉、熏肝、熏鱼、熏蛋、熏豆腐干等含苯并芘，经常食用容易得食道癌和胃癌。

4. 油炸食品：食品煎炸过焦后，会产生致癌物质多环芳烃。

5. 霉变食品：花生、大豆、米、面粉发霉后，可产生黄曲霉素，这是一种强致癌物，可能导致肝癌、胃癌等。除此之外，发霉食物中还有杂色曲霉毒素、赭曲霉毒素等，它们都有较强的致癌作用。

6. 隔夜熟白菜和酸菜：会产生亚硝酸盐，在体内会转化为致癌的亚硝胺。

腌渍食品与胃癌、结直肠癌和鼻咽癌有关；红肉类（牛羊猪肉）、高脂肪的摄入可能与结直肠癌、乳腺癌的发生有关；食物添加剂可能增加膀胱癌的危险性。

〔深度阅读〕

为什么空气很好的国家癌症发病率超高？

雾霾致癌目前是没有被医学证实的，只能是说可能存在关联性。有人说：中国过去十年肺癌发病率上升 300% 以上，这是事实，但是主要原因不是空气污染。相反的证据就是：在世界上，空气质量越好的国家，癌症发病率越高。印度和中国这种发展中的污染大国，癌症发病率从来没有排进过前十名。

一、全球癌症发病率最高的前十名国家。（2011 年英国发布的数据）

第一名：丹麦，地广人稀，空气极好，安徒生童话的诞生地，癌症发病率每十万人 325 人；

第二名：爱尔兰，空气比英国更好，因为那里工业更少，癌症发病率每十万人 317 人；

第三名：澳大利亚，大家都知道那里空气好，地广人稀、无污染，癌症发病率每十万人 314 人；

第四名：澳大利亚旁边的新西兰，世外桃源一般的地方，癌症发病率每十万人 308 人；

第五名：比利时；

第六名：法国；

第七名：美国，每十万人 300 人；

第八名：挪威，癌症发病率每十万人 299 人；

第九名：加拿大；

第十名：捷克，每十万人 295 人。

中国大陆地区排 50 名之外，有每十万人 211 人。

二、2012 年中国癌症发病率前十名

第一名：青海；第二名：宁夏；第三名：甘肃；第四名：江苏；第五名：上海；第六名：浙江。污染最严重的河北排第 17 名。

北京排第几？第 23 名。天津第 22 名。全中国只有 31 个省市自治区，北京排名接近于倒数，是我国癌症发病率最低的地区之一。

这个排名是不是让人很吃惊？全世界癌症发病最低的地区在哪里大家能想到吗？非洲。

目前除了乳腺癌等少数癌症外，绝大部分癌症都是无法治愈的。发达国家的癌症发病率高于发展中国家，但是存活率高于发展中国家，主要原因是体检，能够更早的发现癌症。

研究发现，和癌症发病率相关性最高的不是吸烟或者接触致癌物，而是年龄。年龄越大癌症发病率越高。中国每年新发癌症数量长期位居世界第一。最核心的原因，就是我国的人均寿命在不断地提高，越来越接近发达国家的水平。所以，空气质量越好的发达国家，癌症发病率越高，因为一般来说那里人均寿命都会更长一些。新中国建国以前人均寿命不到四十岁，那时候几乎没有癌症这一说，因为人在四十岁之前的癌症发病率极低。

三十年前，癌症在中国是罕见病；今天，癌症已经成为常见病，是因为经济发展和医疗卫生条件的改善，延长了人均寿命，大家活得更长，老年人比例更高，所以癌症的发病率也随之上升，正在接近挪威、美国这些发达国家的水平。

癌症发病率越高的国家，生活质量越高、医疗条件越好、人均寿命越长，这是基本规律。

中国人均寿命最高的地区就是上海、浙江、江苏这些地区，这些地方的癌症发病率也位居中国前列，肺癌发病率也比污染更严重的京津冀地区要高。至于青海、甘肃这些地区则主要与饮食习惯有关系，这些地区的胃

癌发病率比肺癌还要高，应该与吃烧烤的牛羊肉、含盐量极高的熬茶等有关，属于特例，跟环境污染无关。那么为什么同样生活习惯的西藏癌症发病率比宁夏、青海、甘肃低呢？因为那里是高原缺氧地区，人类平均寿命天然的要低于低海拔地区，目前西藏的平均寿命只有67岁，比全国平均水平低接近十岁。高海拔严重缺氧，生理功能过早衰竭，活到六十几岁已属不易，也不容易得癌症。

总之，空气污染、雾霾跟肺癌发病率是有关联的，但是关联程度远远比不上年龄和吸烟，而且这种关联机制现在医学上还未能证实。

由于医学界尚无法对于癌症发病机制给予准确可靠的解释，所以，预防癌症只能是一个概率问题。在中国，京津冀地区是各种癌症发病率比较低的地区，主要就是因为这里不是烟草主产区，空气干燥，吸烟的风气也不如南方潮湿地区那么重，吃辛辣腌制的食物也比较少。相对而言，从癌症的发病率来说，这里其实是中国比较"安全"的地区。为了逃避雾霾跑回四川、湖南去生活，狠吃十年辣椒；或者跑回大西北去生活，天天大口喝酒、大口吃烤羊肉，癌症风险更大。从概率的角度来看，如果真的想让自己不得癌症，注意以下几点，都比逃离北京、逃离中国有用得多。

第一，年龄是决定因素，定期体检，有效预防；

第二，抽烟是仅次于年龄的，跟癌症发病率直接相关的因素。

第三，肥胖是重要的跟癌症相关的因素。

第四节　常见癌症的预防

一、内科

（一）肺癌（Lung Cancer）

因为大多数起源于支气管黏膜，因此也被称之为支气管肺癌。肺癌的发病率迅速上升成为世界趋势，发达国家和我国大城市中，肺癌的发病率已居男性各种肿瘤的首位，男女之比为 3:1 ~ 5:1，发病年龄大多在 40 岁以上。

1. 病因 至今尚不完全明确。

（1）长期大量吸烟是肺癌的致病因素。香烟燃烧时释放致癌物质，多年每日吸烟 2 包以上者患肺鳞状细胞癌和小细胞癌的概率是不吸烟者的 4 ~ 10 倍。肺癌高危人群有三个"20"：吸烟 20 年以上的，每天吸烟 20 支以上的，20 岁以前开始吸烟的。只要符合一条，患肺癌的几率就会增加。

（2）职业致癌因素。包括石棉、砷、铬、镍、铍、煤焦油、芥子气、三氯甲醚、氯甲甲醚、烟草加热产物以及铀、镭等放射性物质，电离辐射和微波辐射等。

（3）空气污染。包括室内污染和室外大气污染，室内燃料燃烧和烹调过程中均可产生致癌物。

（4）饮食与营养。较少食用含 β 胡萝卜素的绿色、黄色和橘黄色的蔬菜、水果及含维生素 A 的食物。

2. 临床表现 早期无任何症状，肺部的临床表现常与肿瘤的部位、大小、是否压迫邻近器官及有无转移等有密切关系，大多数肺癌可在胸部 X 线检查时发现。肿瘤在较大的支气管内长大后，常出现刺激性咳嗽，继续长大可出现脓性痰液、血痰。

3. 预防 避免接触与肺癌发病有关的因素，如吸烟和较严重的空气污染，加强职业接触的劳动保护。女性肺癌的主要病因是二手烟和烹饪油烟，建议下厨时开抽油烟机，烹饪结束后继续排油烟 3 分钟。

（二）食管癌（Carcinoma of the Esophagus）

食管癌是原发于食管的恶性肿瘤，典型症状是进行性吞咽困难。我国是世界上食管癌的高发国家，发病呈地区性分布。太行山地区、秦岭地区、大别山区、川北、闽南、苏北等地高发，河南林县、山西阳城县等地区最为突出。发病率男性高于女性，80% 发生在 50 岁以后。

1. 病因

（1）喜食亚硝胺含量偏高食物、霉变食物：亚硝胺类化合物具有高度致癌性，可使食管上皮发生增生性改变，并逐渐加重，以至于发展成癌。一些真菌能将硝酸盐还原成亚硝酸盐，促进二级胺的形成。少数真菌还能合成亚硝胺。

（2）饮食刺激与食管慢性刺激：食物粗糙、进食过烫过快、咀嚼槟榔或烟丝等习惯。

（3）营养不良及微量元素缺乏：如缺乏动物蛋白、缺乏维生素 A 及维生素 C 等。

（4）口腔不洁：真菌感染等亦可成为食管癌重要诱因，慢性食管炎、腐蚀性损伤、长期失弛缓症等使患食管癌的危险性增加。

（5）遗传因素：本病有阳性家族史达 25% ~ 50%，河南林县有阳性家族史者达 60%，其中以父系为最高，母系次之。

（6）过度的吸烟和饮酒。

2. 临床表现　早期症状多不明显，偶有吞咽食物有梗塞、停滞或异物感，可能是局部病灶刺激食管痉挛或蠕动异常所致，或局部炎症、糜烂、表浅溃疡引起。至中晚期出现进行性吞咽困难。

3. 预防　在高发地区建立防治基地进行肿瘤一级预防（病因学预防），包括改良饮水、防霉去毒，改变不良生活习惯，不食霉变食物等；二级预防（发病学预防或称化学预防），开展普查，针对高危人群进行化学药物干预治疗。

（三）胃癌（Carcinoma of Stomach）

胃癌是全球最常见的恶性肿瘤之一，约有 2/3 胃癌病例分布在发展中国家，亚洲以日本及其他东亚国家为高发。我国甘肃、宁夏及东北等地高发。男女比例约 2:1，发病年龄以 55 ~ 70 岁中老年人居多，35 岁以下较低。死亡率居恶性肿瘤首位。

1. 病因　尚不十分清楚，但与下列因素有关。

（1）饮食因素：是胃癌发生的主要因素。①饮食中含有致癌物，如亚硝胺类化合物、真菌毒素、多环烃类等；②亚硝酸盐经人体内代谢后可转变成强致癌物亚硝胺，尤其是老年人胃中泌酸腺体萎缩，泌酸不足，有利细菌繁殖从而促进亚硝胺类致癌类物质产生，长期刺激胃黏膜而致癌；③含有促癌物，如长期高盐饮食破坏了胃黏膜的保护层，使致癌物与胃黏膜直接接触。

（2）环境因素：地域不同，胃癌的发病率也大不相同。我国的西北及东南沿海各省的胃癌发病率远高于其他地区，可能与环境中含有硝酸盐过多、化学污染、微量元素比例失调有关。

（3）幽门螺杆菌（HP）感染：1994 年 WHO 宣布幽门螺杆菌是人类胃癌的 I 类致癌原。但幽门螺杆菌感染是否发生胃癌还与年龄有关，儿童期感染 HP 发生胃癌的危险性增加，成年人感染后多不足以发展成胃癌。

（4）遗传因素。

（5）癌前状态：分为癌前疾病，如慢性萎缩性胃炎、胃息肉、胃溃疡、残胃炎，以及癌前病变如胃黏膜的肠型化生和异型增生。一般而言，重度不典型增生易发生癌变。

2. 临床表现　早期多无症状，逐渐可出现返酸、嗳气、进食后胸骨后疼痛或者呕血、黑便等胃溃疡和十二指肠溃疡的症状，常在做胃镜时发现。

3. 预防　由于胃癌病因未明，因此不能进行有效的病因预防，多吃新鲜蔬菜和水果、少吃腌制食品对降低胃癌发病率有一定帮助。根除癌前状态的幽门螺杆菌。对于重点地区和高危人群进行定期普查。

亚硝酸盐是导致胃癌的第一凶手。通常条件下膳食中的亚硝酸盐不会对人体健康造成危害，只有过量摄入亚硝酸盐，体内又缺乏维生素 C 的情况下，才会对人体造成危害。如果吃地过咸，会破坏胃黏膜，促使硝酸盐还原成亚硝酸盐。

（四）结直肠癌（Carcinoma of Colon and Rectum）

结直肠癌包括结肠癌与直肠癌，是常见的恶性肿瘤，东南沿海地区发病率明显高于北方地区。

1. 病因　未完全明了，目前认为是环境因素与遗传因素共同作用的结果。

（1）环境因素。高脂肪饮食与食物纤维不足相关。

（2）遗传因素。

（3）其他高危因素。如大肠息肉（腺瘤性息肉），因为大部分大肠癌起源于腺瘤，故将其视为癌前病变，其次炎症性肠病（如溃疡性肠炎）可发生癌变。

2. 临床表现　早期常无明显症状，随着肿瘤生长不同的部位、程度，而有一定的临床表现。

（1）右半结肠癌：腹部隐痛，随着癌灶的坏死、脱落而出现失血性贫血，腹部肿块。

（2）左半结肠癌：便血、黏液血便；腹部隐痛，严重时可出现绞痛；腹部肿块。

（3）直肠癌：①直肠刺激症状：便意频繁，排便习惯改变、便前有肛门下坠感，伴里急后重、大便不尽感。②肠腔狭窄症状：初时大便变形、变细，严重时有肠梗阻表现。③癌肿破溃感染症状：大便表面带血及黏液，甚至脓血便。

3. 预防　积极治疗癌前病变，特别是对于结肠性息肉，尤其是家族性多发性肠息肉病，应尽早切除病灶；结肠镜随访，保持大便通畅；避免高脂肪食物，多进食富含膳食纤维的食物。

（五）原发性肝癌（Primary Hepatic Carcinoma）

肝癌是我国常见的恶性肿瘤，死亡率居第二位。发病率东南地区高于西北地区、沿海高于内陆。多见于男性，男女比例为 2 ~ 5:1，发病年龄以 40 ~ 50 岁居多。

1. 病因　尚未完全明了，可能与下列因素有关。

（1）病毒性肝炎：是原发性肝癌最主要的病因，我国肝癌患者约 80%

左右与乙肝有关。丙肝也有一定相关性（有报告认为约 10% 左右的肝癌与丙肝有关，且多与输血有关）。肝癌病人常有急性肝炎→慢性肝炎→肝硬化→肝癌的病史。提示肝炎与肝癌有因果关系。

（2）肝硬化：我国肝癌合并肝硬化达 90% 以上。

（3）黄曲霉素：黄曲霉素的代谢产物黄曲霉素 B1(AFB1) 有强烈的致癌作用，被黄曲霉菌污染的玉米和花生等能诱发肝癌。

（4）饮用水污染：在肝癌高发区饮用受污染池塘水的居民患病几率要高于饮井水的居民。

（5）遗传因素。

（6）其他一些化学物质：如亚硝胺、氮芥类化合物、有机氯农药、酒精等都是可疑致肝癌物质。

2. 临床表现　早期一般无任何症状，至中晚期可出现：①肝区疼痛，多为右上腹或中上腹持续性隐痛、胀痛或刺痛，疼痛可放射至肩部或腰背部，如果肝癌自发性破裂，会出现剧烈腹痛，伴腹膜刺激征或休克。②食欲减退、腹胀、恶心、呕吐、腹泻等消化道症状。③发热，可能与癌组织出血、坏死、毒素吸收有关。

3. 预防　积极治疗病毒性肝炎，预防粮食霉变、警惕水污染，不酗酒。预防肝癌最基础的一级预防就是减少致癌性暴露，改变不良生活方式。除了注射乙肝疫苗，防止丙肝传染外，注意保存好家里的食用粮食、防止霉变；不吃黄曲霉素污染的稻米、面粉、玉米、大豆、花生等；饮用水不能污染；不吃或少吃含有亚硝胺类物质多的食物，如酸菜、咸菜、隔夜菜、咸鱼、香肠等；戒烟、戒除嗜酒、酗酒等不良习惯，不喝烈性酒、劣质酒，以防酒精对肝细胞的破坏。

（六）白血病（Leukemia）

白血病是一类造血干细胞的恶性克隆性疾病。因白血病细胞自我更新增强，增殖失控、分化障碍、凋亡受阻而停止在细胞发育的不同阶段，白血病细胞的大量增生并浸润其他组织、器官，使正常的造血功能受抑制。

可分为急性白血病（细胞分化停滞在较早阶段，我国多见）和慢性白血病（细胞分化停滞在较晚阶段）。在恶性肿瘤所致儿童和35岁以下成人中死亡率居首位。

1. 病因　尚不完全清楚，可能与下列因素有关。

（1）生物因素：主要是病毒和免疫功能异常。

（2）辐射因素：包括X射线和γ射线（大量照射可使骨髓抑制和机体免疫力下降）等电离辐射。

（3）化学因素：多年接触苯以及含有苯的有机溶剂与白血病发生有关，有些药物如氯霉素、保泰松以及抗肿瘤药物中的烷化剂等有致白血病的作用。

（4）遗传因素：如家族性白血病。

（5）其他血液病：如骨髓增生异常综合征、淋巴瘤、多发性骨髓瘤等最终可发展为白血病。

2. 预防　对因预防。

二、妇科

（一）外阴鳞状细胞癌（Squamous Cell Carcinoma of the Vulva）

外阴恶性肿瘤包括外阴鳞状细胞癌（约占外阴癌的85%）、外阴恶性黑色素瘤（约占5%）、巴氏腺癌、外阴肉瘤和未分化的外阴恶性肿瘤等。外阴癌是好发于老年妇女的疾病，多见于60岁以上，好发于大、小阴唇和阴蒂。

1. 病因　尚不完全清楚。但外阴癌患者常并发外阴色素减退疾病，其中仅5%～10%伴不典型增生者可能发展为外阴癌。慢性长期刺激，如乳头瘤、尖锐湿疣、慢性溃疡等也可发生癌变；外阴癌可与宫颈癌、阴道癌合并存在。与以下因素可能有关。

（1）人乳头瘤病毒感染相关。

（2）慢性外阴营养不良与之存在一定相关性。

（3）性传播疾病，如淋病、梅毒等有一定关系。

（4）现已公认单纯疱疹病毒Ⅱ型、巨细胞病毒等与外阴癌的发生可能有关。

2. 症状　主要为不易治愈的外阴瘙痒和各种不同形态的肿物，如结节状、菜花状、溃疡状。肿物合并感染或较晚期癌可出现疼痛、渗液和出血。

3. 体征　癌灶可生长在外阴任何部位，大阴唇最多见，其次为小阴唇、阴蒂、会阴、尿道口、肛门周围等。早期局部丘疹、结节或小溃疡；晚期见不规则肿块，伴或不伴破溃或呈乳头样肿瘤，有时见"相吻病灶"。若瘤灶已转移至腹股沟淋巴结，可扪及一侧或双侧腹股沟淋巴结增大、质硬、固定。

4. 外阴鳞状细胞癌转移途径

（1）直接蔓延：肿瘤直接蔓延到尿道、会阴、阴道、肛门和外阴，晚期可侵犯耻骨、直肠和膀胱。

（2）淋巴转移：初期转移到腹股沟浅淋巴结，再到腹股沟深淋巴结，由此进入盆腔淋巴结，如髂内、髂外、闭孔淋巴结，最后可达腹主动脉旁淋巴结。癌灶一般转移至浅淋巴结后，才至深淋巴结。

5. 预防　注意外阴部清洁卫生，每日清洗外阴部；积极治疗外阴瘙痒，外阴出现结节、溃疡或色素减退疾病，应及时就医，对症治疗。

（二）宫颈癌（Cervical Cancer）

宫颈癌是最常见的妇科恶性肿瘤。以鳞状细胞癌为主，50～55岁高发。近年有年轻化的趋势。

1. 发病相关因素　目前认为人乳头瘤病毒（Human Papilloma Virus, HPV）感染，是引起子宫颈癌前病变和宫颈癌的基本病因。其他的相关影响因素有早年分娩、多产以及机体免疫功能抑制。

2. 预防

（1）普及防癌基本知识，开展性卫生教育，提倡晚婚、少育。

（2）注重高危人群与有高危因素者定期随诊。

（3）积极防治性传播疾病。

（4）定期开展宫颈癌普查。

（5）接种人类乳头状瘤病毒（HPV）疫苗可以降低女性患宫颈癌的风险。

（三）乳腺癌（Breast Cancer）

乳腺癌是女性最常见的恶性肿瘤之一，发病率占全身各种恶性肿瘤的7%～10%，仅次于宫颈癌，

1. 病因　尚不清楚。乳腺是多种内分泌激素的靶器官，其中雌酮及雌二醇与乳腺癌发病有直接关系。20岁前少见，20岁以后发病率迅速上升，45～50岁较高发，绝经后发病率继续上升。月经初潮年龄早、绝经年龄晚及初次足月产的年龄与乳腺癌发病均有关。一级亲属中有乳腺癌病史者，发病危险性是普通人的2～3倍。此外，营养过剩、肥胖等可加强或延长雌激素对乳腺的上皮细胞的刺激，从而增加发病机会。

2. 临床表现

早期表现是患侧乳房出现无痛性、单发的小肿块，常因无意发现而就诊。表面不光滑，与周围组织分界不清楚，在乳房内不易推动。随着肿瘤增大，可引起乳房局部隆起，若累及乳房悬韧带（cooper韧带）使乳房表面皮肤凹陷形成所谓"酒窝征"。

3. 预防　由于病因尚不清楚，因而难以预防。不过定期检查，早期发现，能提高乳腺癌的生存率。

（四）子宫内膜癌（Endometrial Carcinoma）

是发生于子宫内膜的一组上皮性恶性肿瘤，以来源于子宫内膜腺体的腺癌最常见。为女性生殖道三大恶性肿瘤之一。占女性全身恶性肿瘤的7%。近年来全世界的发生率呈上升趋势。

1. 病因　尚不十分清楚。

其发生可能是在无孕激素拮抗的雌激素长期作用下，发生子宫内膜增

生甚至癌变。可见于长期服用雌激素的绝经后妇女及长期服用三苯氧胺的妇女。

2. 预防　重视绝经后妇女阴道流血和围绝经期妇女月经紊乱的诊治。正确掌握雌激素的应用指征与方法。定期普查，对有高危因素人群进行监测与随访。

三、皮肤科

（一）Bowen 病

Bowen 病亦称原位鳞状细胞癌，为发生于皮肤或黏膜的表皮内鳞状细胞癌。

1. 病因　与长期接触砷、慢性日光损伤及免疫功能抑制有关，也可能与病毒感染有关。

2. 预防　避免长期接触砷以及长期在日光下暴晒。

（二）鳞状上皮细胞癌（Squamous Cell Carcinoma）

鳞状上皮细胞癌，简称鳞癌，又称棘细胞癌，是一种发生于上皮细胞的肿瘤，主要表现为感染征象的局部肿物，多见于成年男性，常发生于头颈、阴茎及四肢等部位，早期便可形成溃疡，经久不愈，表面呈菜花状。

1. 病因

（1）物理因素：紫外线照射、放射线或热辐射损伤。

（2）化学致癌物：如砷、多环芳香族碳氢化合物、煤焦油、木馏油、石蜡、蒽、烟草焦油、铬酸盐等。

（3）某些癌前皮肤病：如日光角化病、黏膜白斑、砷角化病等。

（4）某些慢性皮肤病：如慢性溃疡、慢性骨髓炎、红斑狼疮、萎缩硬化性苔藓等均可诱发或继发鳞状细胞癌。

（5）遗传因素

2. 预防　针对可能的病因进行预防。

四、五官科

（一）鼻咽癌（Carcinoma of Nasopharynx）

鼻咽癌是我国高发肿瘤之一，占头部肿瘤发病率首位，广东、广西、湖南、福建为国内高发区，男性发病率约为女性的 2 ～ 3 倍，40 ～ 50 岁为高发年龄组。

1. 病因　目前认为与遗传因素、病毒感染（如 EB 病毒）及环境因素有关。环境因素中，高发区居民多有进食咸鱼、腊味等腌制食品习惯，这些食物中亚硝酸盐含量较高，同时高发区的大米和水中含镍元素较高，动物诱癌实验中发现亚硝胺类化合物可诱发大鼠鼻咽癌，而镍可促进亚硝胺诱发鼻咽癌。

2. 临床表现　鼻咽部解剖位置隐蔽，早期症状不典型，易误诊。

（1）鼻部症状：早期可有鼻涕中带血、鼻塞。

（2）耳部症状：肿瘤发生于咽隐窝时可压迫或阻塞咽鼓管咽口，引起该侧耳鸣等症。

（3）颈部淋巴结肿大。

（4）远处转移：转移到肺、肝等处。

3. 预防　对因进行预防。

（二）喉癌（Carcinoma of the Larynx）

喉癌是头颈部常见的恶性肿瘤。其发病有种族和地区差异，华北和东北地区的发病率远高于江南各省。男性较女性多见，男女比例约为 7 ～ 10:1，以 40 ～ 60 岁最多。

1. 病因　本病病因不明，为多种致癌因素协同作用的结果，与以下因素有关。

（1）吸烟：烟草燃烧后产生的苯并芘可使呼吸道黏膜充血、水肿，上皮细胞增生和鳞状上皮化生，纤毛运动停止或迟缓。

（2）饮酒。

（3）病毒感染：成人型喉乳头状瘤是由人乳头状瘤病毒（HPV）引起的病毒性肿瘤，目前认为是喉癌的癌前病变。

（4）环境因素：各种有机化合物（多环芳香烃、亚硝胺），化学烟雾（氯乙烯、甲醛），生产性粉尘和废气（SO_2、石棉、重金属粉尘），以及烷基化物（芥子气）等，石棉和芥子气的致癌作用基本明确。

（5）放射线：长期接触镭、铀、氡等放射性同位素可引起肿瘤。

（6）性激素：喉癌的发生率男性明显高于女性。研究表明喉癌患者体内雄激素水平相对较高，而雌激素水平降低。

（7）某些微量元素缺乏：如锌、硒等缺乏可引起酶的结构和功能发生改变，影响细胞分裂和增殖，导致基因突变。

2. 临床表现　根据肿瘤发生部位不同，症状与表现不一。

（1）声门上型：肿瘤发生在声带，早期可无症状，或喉部有异物感或不适感。

（2）声门型：早期有声嘶，肿瘤逐渐增大可出现呼吸困难。

（3）声门下型：早期症状亦不明显，肿瘤逐渐增大、溃烂，可出现咳嗽、痰中带血等。

3. 预防　针对一些病因，进行预防。

（三）基底细胞癌（Basal Cell Carcinoma）

基底细胞癌是累及眼及附属器最常见的恶性肿瘤，约占眼睑恶性肿瘤的90%。多见于老年人，好发于下睑及内眦，病程长，发展慢，无疼痛不适。转移发生率低于0.1%。

1. 病因　光化学损伤被认为是基底细胞癌与其他多数皮肤表皮肿瘤发生中最重要的因素，其中波长 290 ~ 320nm 紫外线皮肤致癌作用最强。

2. 预防　避免在强光及强紫外线下长时间暴露有一定的预防作用。

第五节　远离"垃圾人"

一、垃圾人定律

（一）垃圾人事例

1. 一对恋人一天晚上在餐馆吃饭，漂亮女友被隔壁桌醉汉吹口哨，男友说："反正吃完了咱们走。"女友说："你怎么这么怂啊！是不是男人。"男友说犯不上跟流氓较劲。女友气急之下骂完男友又去骂醉汉，结果醉汉围上来打，男友被捅三刀，抢救无效死亡，临死前问女友："我现在算男人了么？"故事或许未必是真的，但是类似事情在现实中常有上演。

2. 昆明 28 岁的姑娘刘洁，带未婚夫去医院看望生病的外婆。在楼下遇到一名醉汉，因不小心碰了他一下，醉汉骂骂咧咧，态度极其恶劣，随即这对情侣和醉汉理论起来。结果醉汉二话不说，突然抽出刀子，冲着女孩连捅两刀，一刀心脏、一刀脾脏……但醉汉仍不罢休，追着刘洁未婚夫一路砍杀，导致其未婚夫在逃命中腿部被砍三刀……要不是警察及时赶到，制服了醉汉，后果不堪设想。短短的几分钟，造成了这对情侣一死一伤的悲剧。据说，两人刚拍完婚纱照，即将结婚。本是花一样的年华，美好的人生才刚刚开始，如今却因几句争执而香消玉殒，生命永远定格在那个夜晚。如果当时两个人没有去医院，如果没有遇见这个醉汉，如果……可惜人生没有如果，只有结果。

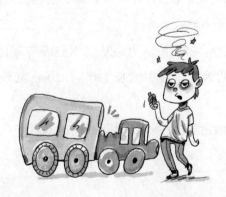

3. 前几年，丽江女子被打事件，只因晚上在烧烤店吃饭时，邻桌一群男人略带嘲笑地模仿她的口音，女子便忍不住质问："学我说话干什么，有意思吗？"理直气壮的她，却立刻被对面一群男人围殴，毒打之后造成严重毁容，在心理和身体上留下一辈子抹不去的阴影。

（二）垃圾人与垃圾人定律

毕业于宾夕法尼亚州立大学心理学专业和耶鲁大学经济学专业的大卫·波莱（David Pole）在他的《无垃圾车誓言》（国内译为《垃圾车法则》）书中指出，"许多人就像垃圾，装满了垃圾到处跑来跑去，身上充满了负面情绪：充满沮丧、愤怒、忌妒、算计、仇恨、贪婪、愚昧、无知、偏见、凶险与傲慢、贪心与不满、抱怨与比较、烦恼和失望，随着垃圾越堆越高，他们就需要找地儿倾倒，只要逮住机会就到处惹事、碰瓷和找碴"，通常把这些人称为"垃圾人"。

如果给他们机会，他们就会把垃圾一股脑儿倾倒到你身上。所以，有人想要这么做的时候，千万别将他们的负面垃圾接收，再扩散给我们的家人、朋友、同事或其他路人。只要微笑，挥挥手，祝他们好运，然后，继续走你的路，这样做你会更快乐。

（三）"边缘垃圾人"

平日里，有很多人总是礼貌待人，遵守社会秩序，重视道德规范，但也容不得别人不守规矩。走在路上，违反交通法规的车子、排队时无礼插队的人、纵容熊孩子胡闹的家长、随地吐痰或丢垃圾的人，等等，生活中随时都有可能出现，极易引爆其他人的不良情绪和怨气。"为什么不讲规矩？这么自私！"有时候其他人也有可能发作，或吵或骂。这是一种奇怪的心态，一方面，不愿放松对自己的要求；另一方面，也无法放松对别人的要求。不知不觉地，用负面情绪把自己包裹了起来，觉得这也不对、那也不对，就有可能成为"边缘垃圾人"。

（四）垃圾人定律

垃圾人活在各行各业中，吸收着负能量。这些人随着心中的垃圾堆积得越来越多，终需找个地方倾倒。有时候，刚好被我们碰上了。别人用嘴巴讲理，他用拳头玩命，通常就称作"垃圾人定律"。

二、应对办法——远离

垃圾人就像垃圾车，装满了城市的垃圾，四处闲逛，控制不住自己。在对方找机会对你倾倒垃圾的时候，你想争取尊严，首先要预判危险，有时候能否化解悲剧就在你一念之间。尤其当你是医生、护士、教师以及公交客运司机等职业时。

（一）如何识别垃圾人

为了避免麻烦，最好是绕开"垃圾人"走，免得白吃眼前亏。可是"垃圾人"当然不会把这三个字写在自己脸上。那么该如何分辨？

1. 醉汉　喝醉的人，尤其是路边喝醉酒的人。遇事能脱身就脱身，躲着总不会错，不管他有没有暴力倾向。

2. 面相蛮横　所谓"相由心生"，那些算命先生的识人术是从一个人的面相上预测未来，是先通过面相看出此人性格，再根据"性格决定命运"的原理做合理推想。同理，面相蛮横、一看就戾气四射的那些人，若是遇到了，也尽量躲开点儿。

3. "愣头青"　成熟的男人如果要打架，也会尽量避免跟"愣头青"正面相撞。这些年纪大约十六七岁上下的毛头小子，属于做事不顾后果的"高危人群"，为一件芝麻小事可能就动手、动脚、动刀子，被他们伤害是最不值得的。

4. 潜伏垃圾人　现实总是让人防不胜防，有很多"潜伏"的垃圾人你实在说不好啥时候会遇到，遇到了这种人一定要高度警惕。

（二）远离垃圾人

老虎看见一条疯狗，赶紧躲开了。小老虎说："爸爸，你敢和狮子拼斗，与猎豹争雄，却躲避一条疯狗，多丢面子啊！"老虎问："孩子，打败一条疯狗光荣吗？"小老虎摇摇头。"让疯狗咬一口倒霉不？"小老虎点点头。"既然如此，咱们干吗要去招惹一条疯狗呢？"

任何时候，别高估了对方的人性，低估了自己的危险。不与恶人比凶狠，不与垃圾人争高低，逞一时之快不仅保护不了自己，反而打开了他倾倒垃圾的大门。轻则受伤，重则送命，得不偿失。

不是什么人都配做你的对手。不要与那些没有素养的人争辩，微微一笑远离他，不要让他咬到你。

尼采说："与恶龙缠斗过久，自身亦成为恶龙。凝视深渊过久，深渊将回以凝视。"无论这句话本意如何，但放在垃圾人定律中，再合适不过。你与恶龙斗气，自己也会在不知不觉中变成恶龙，总是喜欢跟黑暗的深渊较劲，深渊也会跟你纠缠不休。

生活中总会遇到一些垃圾人，一笑而过。人生短暂，不要把宝贵的时间和精力浪费在毫无意义的事情之上。在对方找机会倾倒垃圾的时候，尽快回避。"惹不起躲得起"这句话，不是胆小怕事，而是一种避其锋芒的睿智。

1. 遇到危险性比较大的垃圾人，最好的办法就是敬而远之。第一不必为他的一些污言秽语生气；第二更不要因为这些而动怒或者动手，因为这样你也会被他的负面情绪"感染"，容易激化矛盾，后果不堪设想，能脱身就脱身。

2. 得饶人处且饶人，该报警时就报警。垃圾人也是分级别的，有轻度垃圾人，也有重度垃圾人。遇到轻度垃圾人，他"装垃圾"，你可以装绅士，不要与他计较，他觉得无趣，也就结束了。重度垃圾人的危险性要大很多。如果不幸遇到重度垃圾人，及时报警比较妥当，警察抵达之前务必要保证自己和身边人的安全。

要清醒认识到：生活中永远会有层出不穷的"垃圾车"。甚至每个人在某个时刻都有可能成为垃圾车。

第五章　养生

养生是一门涉及诸多学科的综合科学，包括中医学、康复学、营养学、美学、心理学、国学、物理学、化学、艺术、烹饪、运动学、佛学、道学、儒学，等等。

养生又称摄生、道生。养生一词最早见于《庄子》。养生原指道家通过各种方法颐养生命、增强体质、预防疾病，从而达到延年益寿的一种医事活动。所谓养，即保养、调养、培养、补养、护养之意；所谓生，就是生命、生存、生长之意。

养生就是根据生命发展的规律，运用基本的养生原则和养生知识，通过颐养精神、平衡心理、合理膳食、适量运动、戒烟限酒、慎房事、适寒温，减少疾病，增进健康，延年益寿的手段所进行的一种综合性的强身益寿活动。

涵养是指开阔视野、通达心胸、广闻博见，通过对自身的道德和素质的修炼和提升，让身心得到静养与修为，达到修心修神的目的。

保养是指遵循生命法则，通过适度运动、外在护理等手段，让身体机能及外在皮肤得以休养生息，恢复应有机能。

滋养是指通过适时、适地、适人，遵循天地四时之规律，配合食疗，以滋养调理周身，达到治未病而延年的目的。

人浑身都是奢侈品。据估计，人的眼角膜价值约2万美元，心脏价值近百万美元，肝脏价值为四五十万美元，肾脏价值约20多万美元。只要无病无痛、脏腑无损，就已经是个千万富翁了。

有人买一部百万豪车，细心呵护，每跑5000公里就要去保养，稍有损伤，就心痛无比。可对自己价值千万的身体，这辆血肉做成的、最豪华的、最应该保养的"车"，却不清洗、不保养、不维护，通宵玩牌、唱歌、喝酒，直到某天熄火了，一检查，血栓阻塞血管、心律失常，严重者心肌梗死、老年痴呆、脑中风、脑梗死……送到医院躺到病床上，把自己一生辛苦赚来的银子，眼巴巴地送给医院，直至倾家荡产，殃及父母、子女。一些器官切掉扔掉，再"安装"一些本应不属于自己的一些材料甚至别人的器官，之后就很快报废。更有甚者花再多的钱也不能好起来。照顾好自己的身体，对自己健康负责，世界上所有东西都不是你的，唯有身体才是你自己的。可以有人替你开车，替你赚钱，替你花钱，但没人替你生病。东西丢了可以找回来，但唯有一件东西丢了永远找不回来，那就是命。

病不挑人。不管是帝王将相、伟人明星，还是普通人，病来如山倒，病去如抽丝，疾病面前人人平等。清朝有 13 个皇帝，同治活了 19 岁，顺治 23 岁，咸丰 31 岁，光绪 38 岁。但乾隆活了 89 岁，因为他特别会养生，是皇帝中的长寿冠军。

年轻时的傅彪，为生计所迫去应聘，因为很能喝酒，一场酒会，放倒一大片，当了个陪酒员，喝酒还赢了手表。一次为了拉广告，一口气喝了八两白酒。长此以往患上了肝癌，换了两次肝，最后还是去世了。梅艳芳不缺钱，请得起世界上任何专家，宫颈癌还是把她带走了。陈晓旭不差钱，乳腺增生发展成乳腺癌，最终还是去世了。肥肥沈殿霞有钱，还是敌不过老天，胰腺癌还是把她带走了。

浙江商界巨子王均瑶身价 35 个亿，也没换到一副健康的肠子，直肠癌把他带走了，英年早逝。其妻携 19 亿存款改嫁王生前的司机。该司机感慨道："以前，我以为自己是在为老板打工，现在我才明白老板一直在为我打工！"

养生不能让你马上年轻 10 岁，而是当你身边的人渐渐离你而去时，你还能保持原来的样子；养生不能让你马上发财，而等你身边的人可能为治病债台高筑，因病致贫，而你还能衣食无忧地生活。

一、养生要适度

随着健康意识的提高，人们开始琢磨如何长寿的时候，一些不良商家打着养生旗号，通过电视广播、报刊网络，把广告做得铺天盖地。一时间，养生名家、营养医师、茶道禅师、太极高手、瑜伽教练、运动健将等纷纷现身说法，专家、学者、医生、禅师……高人全都出来了。讲动的、讲静的、讲吃素的、讲喝水的、讲拍手的、讲泡脚的、讲打坐的、讲游泳的、讲爬山的、讲戒酒的、讲戒烟的……五花八门，莫衷一是，搞得人们不知所措，但这些人大多数都是冲着你口袋里的钱。

养生保健要据个人情况而定，大道无道，顺其自然。吃荤吃素，适应哪种就吃哪种，不要过于讲究。哪种生活、哪种习惯、哪种嗜好你觉得没有什么不适，那就是你的生活方式，不必刻意委屈自己。当然一些公认的良好生活习惯还得要遵循，坏毛病还得要去除。

年纪大了，不一定要走路锻炼。北大哲学系有些老教授，都不太爱运动，有些一坐几十年，除上班下班从家里到办公室外（家也在校园里），几乎没有其他活动，更不要说运动了，但多数活到90岁以上。

吃鱼吃肉，不能一概而论。体力劳动者或活动很多者，只有吃肉、吃油炒菜才能维持高强度的劳动，闲暇时也不需要过多运动。活动量少的人少吃肥肉、少油炒菜可能是对的，但还是要保证足够的动物蛋白摄入，比如瘦肉、牛肉、兔肉、鱼肉之类。

保健品对健康长寿作用不大。饮食也一样，没有什么食物对维持身体健康有特殊效果。宁夏枸杞产区的人把枸杞当零食也不见得比其他人多活多少年，健康多少；吃核桃能补脑聪明，但核桃产区的人吃得多了，也未见得比其他地方的人更聪明一些；虫草产区的人常用虫草炖鸡、炖肉，也不见得哪个身体更好些、长命百岁。吃素的人可能并不比吃肉的人健康；锻炼的人也不见得比不爱动的人更长寿；爱生气的人也不一定比心静的人活得短。

养生要从 30 岁左右开始，良好的生活习惯要从青少年时期开始。养生的原则是先治病后养生或边治病边养生。不能先养生再治病或只养生不治病。养生要讲究简单、快乐、有效。

有人养生着魔。说黑木耳能够稀释血液，不管是炖汤还是做菜，满桌全是黑乎乎的木耳。有的人吃饭、洗澡、上厕所都有一整套程序，并严格执行。如早上 7:00 ~ 9:00 必须吃早饭、排便；饭后必须出门散步，1 小时内不能洗澡，4 小时内不能睡觉；每天必须吃两个拳头大小的果蔬，蛋黄不吃、内脏不吃，一口饭要嚼多少下，等等。

养生过度就是病。随着养生越来越受到关注，过度养生问题也逐渐突出。过分关注养生，违背了养生的原则，养生是件好事情，但不能"过"，更不能患"养生病"。否则，养生效果往往适得其反。

二、古人养生的"六害"与"五难"

春秋战国时期的思想家老子在《太上老君养生真诀》中提出养生要除六害。"一者薄名利，二者禁声色，三者廉货财，四者损滋味，五者除佞妄，六者除妒忌"。三国时期曹魏文学家、养生家嵇康所著的《养生论》是我国第一部较全面、较系统的养生专著，他总结了养生有"五难"，认为解决了这"五难"才能健康长寿。"名利不去为一难，喜怒不去为二难，声色不断为三难，滋味不绝为四难，神虚精散为五难"。用现在的话来说，就是过度追求权钱，情绪不稳、喜怒不控，纵欲无度、迷恋女色，管不住嘴、饮食不节，多思多忧。

细品"六害"与"五难"，含义基本一致，这些都是养生之大忌。古人的这些养生论述对于现代人仍有很好的指导意义和借鉴价值。只有去除"六害""五难"，才能达到健康长寿的目的。

三、中医养生

中医养生讲究"法于阴阳，和于术数，食饮有节，起居有常，不妄作劳"。认为人生于天地之间，依赖自然而生存，必须遵循自然规律，并受其支配与制约，与天地相参，与日月相应；即"天人合一"，效法自然，顺时养生。按照今天的说法，就是人的生物钟和天地同步。

古人养生注重"四道"：一是动养之道，活动筋骨、疏通气血；二是静养之道，适当休息，怡神健体；三是食养之道，饮食有节，营养均衡，二便通畅；四是居养之道，起居有常，情绪安定。

养生必先养心，生活中糊涂一点、潇洒一点，才是大智慧。多交朋友、培养爱好、勤于阅读、多加运动，都有利于人们的心理健康。

生活中注意调摄心理，"不以物喜，不以己悲"，保持心态平和，可以预防疾病的发生，"恬淡虚无，真气从之；精神内守，病安从来"。

养生情志，修养德行。情志，中医指的是"喜、怒、忧、思、悲、恐、惊"七情。老子提出"顺乎自然"的保健养生理念。

中医养生对精神活动与疾病的关系，论述精辟，"怒伤肝""恐伤肾""思伤脾""忧伤肺"。"怒伤肝"，肝为"将军之官"，肝气宜条达，舒畅。肝柔则血和，郁则气逆，大怒血郁，肝气上逆，肝失条达，出现面赤、气逆、头痛、眩晕，甚则咯血、晕倒。"恐伤肾"，恐惧伤肾，精气不能上乘，心肺失其濡养，水火升降不交，出现心神不安，夜不能寐；长期恐惧，肾气不固，气陷于下，出现二便失禁、遗精、肢冷、头眩、阳痿。"思伤脾"，思虑过度，脾气郁结，运化失常，出现食少纳呆、消化不良等症。"忧伤肺"，肺伤则气消，气阴耗散，出现面色惨淡、神气不足、气短、咳嗽、音哑等症。"暴乐暴喜，始乐后喜，皆伤精气；精气竭绝，形体毁"，说明情绪可以导致疾病，影响健康。

养生有内养与外养之别。外养，是指应避风寒，节劳逸，慎饮食，讲卫生，戒色欲，薄滋味，足睡眠。苏东坡"安分以养福，宽胃以养气，省费以养财"的体会，以及"无事以当贵，早寝以当富，安步以当车，晚食以当肉"的说法，都是极其宝贵的养生经验。内养，指思维活动健康，防止七情侵伤，不可轻易生气，自乐其心才能延年益寿。孟子曰："养生莫善于寡欲……吾善养吾浩然之气。"

养生就是保养五脏，使生命得以延长。中医养生主要强调：

1. "顺" 养生跟着季节走。《黄帝内经》说："顺天时地利。"这里的"时"，指的是"四时"阴阳，具体说就是春夏养阳，秋冬养阴。四季的养生要符合生、长、收、藏的特点。

2. "静" 让心安静下来，可以减少很多不必要的消耗，特别是"气"的消耗，做到身体"节能"，这样才能预防疾病，益寿延年。

3. "修" 修身行善烦恼少。《易经》里说："积善之家，必有余庆；积不善之家，必有余殃。"其实就是平时积德行善、豁达大度的人，往往能和这个世界和谐相处，能减少很多烦恼，心情愉悦。

4. "调" 多做深长呼吸。

5. "固" 固精、固气、固神。

第一节　心理养生

心理学一词来源于希腊文，意思是关于灵魂的科学。灵魂在希腊文中也有气体或呼吸的意思，古代人们认为生命依赖于呼吸，呼吸停止，生命就完结了。随着研究的深入，心理学的对象由灵魂改为心灵。

心理学是一门研究人类心理现象及其影响下的精神功能和行为活动的科学，兼顾理论性和应用（实践）性。实际上，很多人文和自然学科都与心理学有关，人类心理活动本身就与人类生存环境密不可分。研究涉及知觉、认知、情绪、人格、行为、人际关系、社会关系等许多领域，描述、解释、预测和影响行为，也与日常生活的许多领域——家庭、教育、健康等发生关联。心理学尝试用大脑运作来解释个人基本的行为与心理机能，也尝试解释个人心理机能在社会的社会行为与社会动力中的角色；同时它也与神经科学、医学、生物学等学科有关，因为这些科学所探讨的生理作用会影响个人的心智。

情绪对人的健康影响是潜移默化、日积月累的，消极情绪往往会造成内分泌紊乱、失眠及生物钟紊乱，从而并发许多疾病。

心理养生与心理治疗将成为 21 世纪的健康主题。人的心理活动和生理功能之间存在着内在联系。良好的情绪可以使生理功能处于最佳状态，反之则会影响或破坏某种功能，引发各种疾病。

修养德行。孔子说"仁者寿，有大德必得其寿"；荀子说"有德则乐，乐则能久"；孙思邈说"德行不克，纵服玉液金丹，未能延年"；"道德日全，不祈善而有福，不求寿而自延，养生之大旨"。健康的一半是心理健康，疾病的一半是心理疾病。《黄帝内经》则有"百病始于心"的记载。精神面貌（即心理和心灵）不仅决定我们的健康，还决定我们的事业、家庭、人际适应和生活的方方面面，而这些又与我们的心情、心态、情绪、饮食、睡眠息息相关，进而与各种危险因素和烟酒嗜好息息相关，可谓牵一发而动全身。

人有七情六欲，正常情况下并不发病。情绪的异常，可以表现出多种病态。范进中举成疯子，是喜伤心的例子；诸葛亮三气周瑜，是怒伤肝的写照；林黛玉忧思患肺痨，正是忧伤肺的体现；李清照思夫弄得"人比黄花瘦"是思伤脾的典型表现；伍子胥过昭关一夜白头，正是恐伤肾的结果。任何一种情绪过度，都会对人体造成损害。即使高兴过度也一样，有的人打扑克、打麻将，摸到一把好牌，一高兴而引发心肌梗死，类似的悲剧在我们身边常有发生。

一、心理健康

所谓心理健康是指：一个人智能良好、性格健全，对各种精神刺激与社会压力有良好的承受能力和自我控制调节能力，以及良好的社会适应能力，行为正常，情绪稳定，能较好地处理各种问题，表现在以下几个方面。

（一）知觉良好，记忆清晰

观感正常，对事物的判断无误；记事有序，过目能记，不丢三落四。

（二）思维敏捷，想象丰富

说话条理清楚，回答问题简单明了；富于联想，能举一反三。

（三）情绪稳定，意志坚强

情感反应适度，情绪不过于起伏，办事严谨有序；遇事冷静，不易冲动；不抑郁，能经受悲欢离合。

（四）勤于学习，生活充实

始终保持学习的热情，活到老学到老。

（五）胸襟豁达，大肚能容

与人关系融洽、真诚和善，对同辈人尊重，对下一辈慈爱。善于交际，待人和蔼：乐于助人，以诚相交，以礼相待。

（六）行为正常，讲究公德

生活、学习、活动正常，具有适应社会环境变化的能力；以文明为本，自觉遵守社会公德，爱憎分明。

（七）心情愉悦，精神调畅

身心活动的协调，有效地调节机体的新陈代谢功能，使得各脏器保持良好状态，大大提高机体的免疫能力。

二、健康心理五大原则

健康心理掌握五大原则：善良、宽容、乐观、淡泊、调适。

（一）善良

心存善良，就会以他人之乐为乐，乐于扶贫帮困，心中就常有欣慰之感；与人为善，友好相处，心中就常有愉悦之感；就会光明磊落，心中常有轻松之感。

（二）宽容

人在社会中，吃亏、被误解、受委屈的事总是不可避免。面对这些，最明智的选择是学会宽容。它不仅包含理解和原谅，更显示着一个人的气度和胸襟、坚强和力量。一个不懂宽容，只知苛求别人的人，其心理往往处于紧张状态，从而导致神经兴奋，血管收缩，血压升高，使心理、生理进入恶性循环。

（三）乐观

乐观是一种积极向上的性格和心境，可以激发人的活力和潜力，解决矛盾，克服困难；而悲观则是一种消极颓废的性格和心境，它使人悲伤、痛苦，影响身心健康。

（四）淡泊

即恬淡寡欲，不追求名利。清末张之洞认为"无求便是安心法"；当代著名作家冰心也认为"人到无求品自高"。这说明，淡泊是一种崇高的境界和心态，是对人生在深层次上的追求。有了淡泊的心态，就不会在世俗中随波逐流，追逐名利，得而大喜，失而大悲；就不会对世事、他人牢骚满腹，攀比嫉妒。就能使人处于平和的状态，保持一颗平常心，一切有损身心健康的因素，都将被击退。

（五）调适

调适精神，就是要保持心胸开阔，心情舒畅。人生的道路坎坷曲折，难免遇到不如意之事，对此有两种态度：一是积极的态度，处之泰然，采取各种办法化解矛盾；一种是消极态度，生气动怒，不但于事无补，反伤感情，激化矛盾，对身心健康造成极大伤害。

三、保持心理平衡

心理平衡是健康长寿第一处方，中医认为精神愉悦，则阴阳平和，气血调畅，脏腑协调，生机盎然，百病不生，健康长寿；反之精神状态不良，可使气血逆乱，疾病丛生。现代医学认为，心理平衡，才能生理平衡；生理平衡，人体神经系统、内分泌系统、免疫功能，各器官代偿功能才能处于最佳的协调状态，身体才能健康。也就是《素问》所云："精神内守，病安从来？"因此，谁掌握了心理平衡，谁就掌握了健康的金钥匙。

保持良好的情绪。心情愉快、乐观开朗的情绪是健康的根本保证，忧愁是人体衰老的催化剂。欢愉的心境，可使神经系统发挥正常的调节功能，维持机体内环境的相对稳定。

然而，现实中做到心理平衡也是很不容易的，它是一种理性的平衡，是一种人格的升华与心灵净化后的崇高境界，是宽宏、远见和睿智的结晶。

（一）对自己不苛求

不要处处与人争斗，对亲人不要期望过高，善意帮助别人，积极娱乐，知足常乐。

（二）学会八忘

忘记年龄、怨恨、悲痛、气恼、忧愁、悔恨、疾病、名利。

（三）科学用脑，智力旺盛。

1. 开发大脑，大器晚成。

2. 勤于用脑，延年益寿。

3. 适当工作，防脑衰老　有研究指出"人的大脑，受训练越少，衰老也就越快"。

（四）修德养性，保持乐观

1. 仁者长寿　孔子提出"仁者寿"，强调"大德得其寿"。养生先养德，养德有益于长寿。

2. 乐者长寿　著名生物学家巴甫洛夫说："乐观是养生的唯一秘诀。"世界卫生组织曾召集有名望的医学家与生理学家，探讨如何才能长寿，最后找出的办法就是：快乐！

3. 知足长寿　贪心是长寿的大敌。你既为官，要多体察民情，同情弱者，不要一心捞钱享乐；你是老师，要珍惜师表美誉，不要只想补课捞金；你是医生，应谨记救死扶伤、悬壶济世，不要盯着病人口袋里的银子；你是百姓，也要体谅日益繁荣昌盛的国家，社会纵有诸多不公，泱泱大国治理不易，要知恩图报。

（五）健全意志

科学作息、自找兴趣、广交朋友、风趣幽默、家庭和睦、笑口常开、对人真诚地鼓励与赞美。

第二节　饮食养生

人的日常饮食习惯，是影响健康的重要因素之一，饮食包括饮与食两个方面。进食恰到好处，则有益消化、吸收功能运转正常，人体及时得到营养供应，能够维持各种生理活动。错误的饮食习惯会直接影响到健康。良好的饮食习惯有助于健康长寿。

吃饭七分饱，健康活到老。《黄帝内经》提出"饮食自倍，脾胃乃伤"，饮食不节，损伤脾胃。

国人的膳食结构不尽合理，谷物类食品摄入量逐渐减少，动物类食品摄入增加，特别是城市居民的脂肪摄入所占总热能比偏高。不健康的生活方式，已成为肿瘤、心血管疾病等疾病最重要的致病因素。

饮食要因人、因时、因地而异。

实验证明，无论是单细胞生物还是哺乳动物等多细胞生物，如果减少营养供应，即将正常饮食减少二至三成，则寿命可延长30%。可以更长寿。

中华民族在实践中形成了"药食同源，寓医于食"的食疗观；"审因施食""辨证用膳"的平衡膳食观；"调理阴阳""阴平阳秘"的健康观；中餐的核心理念是"五谷为养，五果为助，五畜为益，五菜为充"。中国传统膳食的模式：以植物性食物为主，食物中70%的热量和67%的蛋白质来自谷物；副食则是新鲜的天然食品，丰富的蔬菜，搭配水果、菌类、藻类，外加少量肉食；烹调大多采用植物油。

世界营养学柯林·坎贝尔（Green Canpbel）教授指出："安全的蛋白质来自植物，包括小麦与豆类。"这类植物蛋白质即使摄入量很高，也不会诱发癌症。而占牛奶蛋白质含量的87%的酪蛋白，长期食用可以诱发癌症、心脏病、糖尿病以及骨质疏松。他认为，中国以植物性食物为主的饮食结构才是健康的，为了健康要控制牛奶和肉制品的摄入量，"正确的饮食可以救命"。

一、人体需要的主要营养物质

（一）蛋白质

蛋白质是生命的物质基础，人体的组织和细胞都是由蛋白质组成，生命的产生、存在与消亡无一不与蛋白质有关。人到了老年，体内分解代谢增加，合成代谢减少，所以要适当多吃一些富含蛋白质的食物。但是70岁后要适当控制蛋白质摄入量，因为老年人的肝肾功能较前减弱，清除代谢废物的功能减退。

（二）脂类

脂类是脂肪和类脂的总称，是一类不溶于水而溶于有机溶剂的化合物。人体内的脂肪主要是指甘油三酯，由甘油与脂肪酸化合而成。类脂，也包括由单纯脂与磷酸等复合而成的磷脂、与糖类结合而成的糖脂、脂蛋白、胆固醇及胆固醇酯等一类化合物。

脂类对人体起着重要的作用：一是最佳的能量储存方式，存储大量的能量；二是构成生物膜的主要成分；三是协助脂溶性维生素的吸收，提供必需脂肪酸；四是调节体温，保护内脏；五是参与生物信号的传递，如固醇类激素可以激发一些酶的活性。但一些脂类如甘油三酯、胆固醇过多，高密度脂蛋白低，低密度脂蛋白高等与血管硬化有一定相关性。

（三）糖类

糖类又叫碳水化合物，由碳、氢、氧3种元素组成，被称为生命的燃料。供给能量是糖类的主要功能。老年人对糖类的需要量比较严格，对糖分过多、过少的适应能力减弱。水果和蜂蜜中所含的果糖，易消化吸收，又不易在体内转化成脂肪，是老年人理想的糖源。

（四）维生素

维生素是维护人体健康、促进生长发育和调节生理功能所必需的一类有机化合物。它既不参与构成组织，也不供给能量，但能帮助机体调节物质代谢，起到酶和激素一样的作用。老年人对维生素的需要量有所增加。

（五）水

水，是生命之源，是构成人体的重要组成部分，占体重的65% ~ 70%。水可以调节身体的所有功能，如：调节体温；对食物消化的润滑作用；水是良好的溶剂，有利于营养物质在体内的吸收和运输；稀释血糖和血黏度；"冲洗"尿道，稀释膀胱中致癌物质的浓度，让致癌物质更快从体内排出，保护膀胱免于癌症的侵袭等。只有让细胞"喝"足了水才能很好地进行新陈代谢，提高抵抗力。

水在人体内以自由水和结合水两种形式存在，前者以游离形式存在，可以自由流动；后者与体内的蛋白质、氨基酸、维生素等有机物相结合，参与生命活动。水对人体健康起着十分重要的作用。

（六）矿物质

又称无机盐，是人体内无机物的总称，是构成人体组织和维持正常生理功能所必需的物质。人体所含各种元素中，碳、氢、氧、氮主要以有机化合物形式存在。各种元素无论含量多少统称为矿物质。矿物质按各种元素在人体内含量的不同，可分为常量元素和微量元素。常量元素是指占人体总重量的0.01%以上的元素，包括碳、氢、氧、磷、硫、钙、钾、镁、钠、氯等10种。微量元素是一个针对常量元素的相对概念，是指占总体重的0.01%以下的元素，主要有铁、铜、锰、碘、硒、铂、铬和钴。微量元素对人体而言，一是含量少，二是不可缺少，在生命过程中起着重要作用，它参与人体组织的构成，是人体生命活动的物质基础。

（七）膳食纤维

膳食纤维可分为两类：一类为可溶性的，一类为不可溶性的，它是人体消化酶不能消化的食物成分的总称。它对人类某些慢性非传染性疾病有预防和保健作用。

二、主要食品

（一）谷物

1. 糙米　糙米是稻谷去掉外层的粗壳后的大米，由皮层、糊粉层、胚乳和胚芽四部分组成，维生素主要集中在糙米的皮层、糊粉层和胚芽中。精加工后，大部分 B 族维生素都随米糠而损失，尤其是维生素 B1 损失更大。糙米的最大特点是含有胚芽，胚芽可以改善肠胃机能，净化血液，还可以降低胆固醇，有保护心脏的作用。

2. 黑米　黑米外表墨黑，营养丰富，有"黑珍珠"和"世界米中之王"的美誉，尤其适合腰酸膝软、四肢乏力的老人食用。

3. 小麦　小麦是我国北方人的主食，富含碳水化合物、脂肪、膳食纤维及钙、磷、铁等矿物质。小麦可以养心、益肾、活血、健脾。更年期妇女，食用未经精制的小麦，还能缓解更年期综合征。

4. 玉米　东北称苞米、河北叫棒子、山西叫玉茭。玉米中除含淀粉外，还有蛋白质、脂肪、纤维素、矿物质及维生素。玉米所含脂肪酸为不饱和脂肪酸。玉米中含有一种长寿因子有抗老防衰作用，抗眼睛老化。

5. 红薯　红薯，又称甘薯、地瓜、白薯、番薯、山芋。味道甜美、营养丰富，富含淀粉，供给人体大量的蛋白质，糖类，人体必须的铁、钙等矿物质，营养全面，可保持皮肤细腻，维护动脉血管弹性，防止动脉硬化，还可益寿、防癌。

6. 小米　小米又称粟米，通称谷子。谷子去壳即为小米。《本草纲目》载"煮粥食用，益丹田，补虚损，开肠胃"。它含有一种一般食物中没有的胡萝卜素,维生素 B1 的含量位居粮食之首。

7. 荞麦　荞麦营养价值为谷类之最,《本草纲目》记载其"根、茎、叶、籽全身均可入药""性甘、凉""能开胃宽肠、下气消积"。可作为心脑血管病和糖尿病患者的主食。荞麦的膳食纤维含量是大米的 2 倍,对预防结肠癌、冠心病、肥胖症具有重要作用。

8. 燕麦　燕麦含粗纤维及可溶性纤维较多,可降低胆固醇和甘油三酯。在谷物中裸燕麦的蛋白质和脂肪含量均居首位,尤其是人体必需的 8 种氨基酸含量也较高。由于其含有水溶性纤维,能降低胆固醇含量,可平缓餐后血糖上升,有助于控制血糖。

9. 绿豆　含热量不高,膳食纤维不少,并含有能够迅速被吸收的蛋白质,具有清热、解毒、利水的功效,是一种很好的适合糖尿病患者的食品,但对糖尿病没有治疗作用。

（二）干果

1. 核桃　营养素全面,尤其是脂肪含量丰富,主要成分为亚油酸甘油脂,并含有少量的亚麻酸。这些不饱和脂肪酸能提供营养,有助于提高血清白蛋白,同时能降低血清胆固醇,对防止血管硬化、高血压、冠心病的发生有一定的帮助。常食核桃有健脑益智的作用。核桃营养丰富,特别是维生素 E 及钙、磷、锌、锰、铬等矿物质含量丰富。蛋白质含量高、质量好,含有人体必需的氨基酸,具有滋补强身、防衰老及延年益寿的作用。

2. 莲子　能养心、安神、益智、益肾、固精、补脾、涩肠止泄、抗癌、降压,可调理夜寐多梦、遗精淋浊、久痢、虚泄、崩漏带下、心悸失眠。莲子善补五脏不足,对于久病、产后、老年体虚者,是营养佳品。

（三）牛奶

牛奶是日常生活当中十分常见的食物,营养丰富,对人体健康有非常广泛的益处。

1. 营养价值高　牛奶对人类健康的贡献被全世界所公认,正因为如此,每年 6 月 1 日被定为"世界牛奶日"。

当然，这并不是说要用牛奶替代水来喝。因为任何一种食物，不管它有什么优点还是缺点，一定是放在一个合理膳食的前提下去论证的。提倡成年人一天饮用一袋牛奶（约500毫升）。

2. 补钙壮筋骨　从骨骼效应来看，对青少年骨骼发育，特别是骨量的累积具有重要作用。20 岁以前，骨骼中的钙累积得越多，将来发生骨质疏松的概率就越低。牛奶含有丰富的蛋白质、乳脂和含硫氨基酸，能增强人体的免疫力，使钙更易于吸收，特别是中老年人更应该多喝牛奶。

（四）蔬菜

1. 必吃的养生菜

（1）小白菜：富含维生素 C 和钙质，以及铁、磷、胡萝卜素和 B 族维生素等。

（2）菜花：菜花含有丰富的维生素，每 200 克新鲜菜花，可为成年人提供一天饮食所需的维生素 A 总量的 75% 以上。其维生素 C 的含量更为突出，每 100 克可达 80 毫克，比常见的大白菜、黄豆芽高 3 ~ 4 倍，比柑橘高 2 倍。

（3）芹菜：富含蛋白质、糖类、胡萝卜素、维生素 C、氨基酸等，能兴奋中枢神经，促进胃液分泌，增进食欲。

（4）卷心菜：维生素 C 的含量是西红柿的 3.5 倍，钙的含量是黄瓜的 2 倍。卷心菜含有较多的微量元素钼和锰，是人体制造酶、激素等活性物质所必不可少的原料，十分有利于儿童生长发育。其含量较多的维生素 C 能增强肌体抗癌能力。

（5）豆芽菜：黄豆、绿豆中含有大量的蛋白质、脂肪和碳水化合物，以及钠、磷、铁、钙等人体必需的饮食微量元素。豆类生芽后，不但能保持原有的物质，而且增加了维生素的含量，有利于消除疲劳。豆芽中的叶绿素可以防治直肠癌。

（6）莴笋：莴笋肉质细嫩，生吃、热炒均宜。秋季常吃莴笋，可增强胃液和消化液的分泌，促进胆汁的分泌。莴笋中含有的维生素还有利于促进排尿，维持水钠平衡，对高血压和心脏病患者有裨益。含碘量高，对人体的基础代谢和体格发育具有重要影响。莴笋中所含的氟元素，参与牙釉质和牙本质的形成，参与骨骼的生长。莴笋叶的营养远远高于莴笋茎。

（7）胡萝卜：维生素含量多，味甘平，食之补脾健胃。在胡萝卜中含有丰富的胡萝卜素，能够有效清除有害自由基，发挥抗衰老的作用。秋末胡萝卜以炖食最好，炒食为良。炖食能保留93%以上的胡萝卜素，炒食也可保留80%以上的胡萝卜素。

（8）萝卜：含有较多的水分、维生素C，一定量的钙、磷、碳水化合物及少量的蛋白质、铁及其他维生素，还含有木质素、胆碱、氧化酶素、淀粉酶、芥子油等有益成分。萝卜对调理脾胃作用很大，有"秋后萝卜赛人参"之说。

（9）芋头：营养丰富，富含淀粉、蛋白质、脂肪、碳水化合物、钙、磷、维生素B1、维生素B2等。

（10）菠菜：热量很低，却富含维生素A和维生素E、矿物质、钙，能对人体细胞起到保护作用。一杯菠菜汁所含钙质相当于一杯牛奶所含的量。同时菠菜还对心血管系统有很多好处。

（11）番茄：富含番茄红素，能够减缓人体衰老，帮助人体抵御前列腺癌和冠心病等，同时含有钾、铁等微量元素以及维生素A、维生素C、维生素E等，经多种方法烹饪，都不会损失营养。

（12）洋葱：洋葱生吃效果较好，煮得越久，降胆固醇的效果就越差。而且在洋葱中含有一种抗衰老的物质，能够延缓细胞衰老。

（13）大蒜：大蒜中含有一种叫作"硫化丙烯"的辣素，其杀菌能力可达青霉素的1/10，有预防流感、抗感染和驱虫的功效，可以预防冠心病和动脉硬化，并可防止血栓的形成，还有防癌和延缓衰老的作用。

（14）木耳：为滋补性的营养食品，养血驻颜，令人肌肤红润，容光焕发；可防治缺铁性贫血，预防血栓的形成。有益气止痛、补血活血等功效。对月经过多、高血压等病有一定作用。黑木耳是著名的山珍，有"素中之荤"之美誉，世界上被称之为"中餐中的黑色瑰宝"。

（15）生姜：传说苏东坡任杭州太守时，一次游镇江净慈寺，拜见八十岁住持，见他鹤发童颜、精神矍铄，苏东坡惊奇之余，问他驻颜有何妙法？住持说，他每日用连皮嫩姜切片，温水泡服，已四十余年。长年不断，便可鹤发童颜。孔子说"不撤姜食，不多食"。他每日喝生姜水活至73 岁。科学证明，生姜有抗氧自由基的作用，因而具有抗衰老作用。生姜可以抑制体内黑色素沉着，对于延缓肌肤衰老有效。

（16）辣椒：对于嗜辣一族来说，顿顿有辣才够味。辣椒和它的生物活性成分——辣椒素，具有抗肥胖、抗氧化、抗炎和抗癌特性，适量吃辣能降低死亡风险。常吃辣的人死于肿瘤、缺血性心脏病和呼吸系统疾病的风险也有所降低。吃新鲜辣椒的人，因肿瘤、缺血性心脏病和糖尿病导致死亡的风险往往会更低。

（17）蘑菇：营养丰富，富含人体必需氨基酸、矿物质、维生素和多糖等营养成分，有防癌、抗衰老、提高人体免疫力的作用。

2. 吃蔬菜最常见的养生误区

（1）吃得太多：蔬菜是不能吃太多的，因为大多数蔬菜不易消化，特别是竹笋、芹菜、蚕豆等含有较多粗纤维，每天蔬菜的适宜摄入量是300 ~ 500 克。

（2）蔬菜当主食：可能造成人体缺乏蛋白质，营养失衡，甚至引发疾病。

（五）水果

吃新鲜水果可预防心血管疾病的发生。相比浅色水果，深色水果里含有更多的抗氧化剂、维生素、硒、铁、钙、锌等物质，具有一定的防癌、抗癌、抗衰老等功效。

1. 蓝莓 抗氧化效果较好，同时富含维生素和矿物质，能预防炎症，并可促进细胞中自由基的排出，有益于降低癌症、心脏病、认知障碍和帕金森综合征等疾病的发生率。

2. 猕猴桃　又称奇异果。这种水果被人们亲切的称之为"水果之王"，含有丰富的维生素，长期食用这种水果，能够延缓衰老。

3. 龙眼　属于亚热带的水果，有一定的抗衰老作用。但是龙眼属于温热性水果，不能一次性吃地过多，否则很容易上火。

（六）调味品

调味品是指赋予食物咸、甜、酸、鲜、辛辣等特定风味的一大类天然或加工制品，常用于食物烹调加工或直接用于餐桌佐餐。调味品在膳食中所占比例极少，但在调配膳食、改善与增进食品的感官性质、促进食欲、提高食物的消化率等方面起着极其重要的作用。民以食为天，食以味为先。可见调味品在人们生活中的地位。

营养学要求人们摄取食物营养互补，五味调和。人体对营养素的需要是多方面的，单一的食物不能满足人体营养素的需要，只有各种食物的合理搭配，才能使人体得到各种不同的营养。五味调和就是要咸淡适宜、各种味道的巧妙搭配，酸、苦、甘、辛、咸相互辅佐，配伍得当。

1. 食盐

盐出五味，乃百味之王，无盐饭菜不香，索然无味，厨师的功夫在于盐。《中国居民膳食指南》推荐，18 岁以上成人每天食盐摄入量应控制在 6 克以内，但我国居民每人每日食盐摄入量平均为 10.5 克。钠摄入过量是引起高血压、脑出血、肾脏代谢功能变差的主因，也会对心脏产生很大的压力，血管受血液的冲击容易硬化而变脆。胃病与钠摄入过量也有关，胃的黏膜会分泌一层黏液来保护胃黏膜，但黏液怕盐，如果吃得太咸，日积月累，胃黏膜的保护层就没有了，酸甜苦辣会直接刺激胃黏膜，引起胃溃疡、胃炎、胃癌。摄钠过量使排钙增加而引起骨质疏松，甚至诱发骨折。摄入盐过多还会增加食物中淀粉酶活性，使消化吸收加快，而引起餐后血糖增高，等等。因此，根据人体需要不同，制成了诸如低钠盐、老年营养盐、儿童营养盐、防龋食盐等多个品种。

然而低盐或少盐菜没味，很难吃，怎么办？可以在炒菜出锅时再放盐，避免久煮盐分渗入到菜中，吃起来更有味道；晚放盐比早放盐用量更少就可以达到同样咸味，还可以用酸味、醋味来强化咸味。多放醋，少放糖。食品中的味道有奇妙的相互作用。比如，少量的盐可以突出大量糖的甜味，而放一勺糖却会减轻菜的咸味。反之，酸味却可以强化咸味，多放醋就不会感觉咸味太淡。

限制含盐食品配料。除了盐和酱油，很多调味品和配料都含盐，如鸡精、豆瓣酱、豆豉、海鲜汁、虾皮等。

使用低钠调味品。使用低钠盐是家庭中减少摄盐量的最简单方法，可以在几乎不影响咸味的同时，轻轻松松地把钠摄入量降低，同时有效增加钾摄入量。购买加工食品时看看钠含量。仔细阅读产品包装的营养成分表，找到那些美味、含钠量相对较低的加工产品。还可以做一把2克的小盐勺，放盐时，不至于超量。

〔小贴士〕

食 盐

食盐根据来源不同可分为海盐（我国食盐中产量最多的盐）、井盐、矿盐、土盐、湖盐等，其主要成分是氯化钠，国家规定井盐与矿盐的氯化钠含量不得低于95%。

海盐：海水经日晒蒸发结晶析出的颗粒粗大的产品，称为原盐；原盐经饱和盐水冲洗，再粉碎甩干而成的粉状盐称洗粉盐；精制盐系将原盐溶解，经沉淀除去杂质、过滤、经蒸发结晶而形成，也称再制盐。海盐占我国食盐总量的75%～80%，我国河北、山东、江苏、广东、浙江、福建等地是海盐的主产区，居民以食海盐为主。

湖盐：是我国内蒙古、甘肃、陕西、宁夏、青海、新疆等地居民食用盐，一般不经过加工粉碎即可食用。

井盐、矿盐：井盐是以含盐井水为卤原直接制盐；矿盐直接以淡水冲洗含盐矿床而获得卤原，以冷冻法或机械法脱硝、蒸发、脱水、干燥制成矿盐。是我国湖北、四川、云南居民的主要食用盐。

营养强化食盐：由于食盐的稳定性与摄入量相对稳定，被认定为安全有效的营养素强化载体。根据一些人群的需要，按照一定的比例添加一定原料而制成碘盐、铁锌强化盐。

盐的选择，应注意盐的品名、产地、配方、食用方法、生产日期以及保质期。

2. 酱油　酱油给菜肴增色添味，还能满足人们的营养要求，是人们喜爱的调味品。它的主原料是大豆。酱油的分类有以下几种方式。

（1）从食用方式上可以分为：①佐餐酱油：可以在做凉拌菜时直接使用；②烹饪酱油：在烹饪时使用。

（2）从酿造方式上可为：①酿造酱油：是以大豆、小麦或麸皮为原料，经微生物天然发酵而成。它有生抽和老抽之分，生抽是以优质的黄豆和面粉为原料，经发酵成熟后提取而成；老抽在生抽中加入焦糖色，经特别工艺制成的浓色酱油，适合肉类增色用。②配制酱油：用 50% 以上的酿造酱油添加水解植物蛋白制成，鲜味调节变化大。

（3）其他分类：低盐固态发酵法使用的原料是大豆和麸皮，颜色相对较深；高盐固态发酵法使用的原料为大豆和小麦，酱香相对较浓。铁强化酱油称为营养性酱油。

3. 味精　味精是一种常用的增加鲜味的调味品，增鲜的主要成分是谷氨酸钠，有一定的营养价值。适量使用味精不仅可以提高菜肴的鲜味而且对人体健康有益。味精可分为四大类。

（1）普通味精：主要成分是谷氨酸钠以及少量的氯化钠、糖、磷、铁等。其质量主要取决于谷氨酸钠的含量高低和晶粒洁白明亮度，市售包装标明谷氨酸钠含量为 99%、98%、95%、90%、80% 五种。

（2）特鲜味精：主要由呈鲜味特强的肌苷酸钠或鸟苷酸钠与普通味精混合制成，配比量不同鲜味相差几倍至几十倍。烹饪中注意尽量缩短与原料的接触时间，以避免失去呈鲜效果。

（3）复合味精：按一定比例由味精或特鲜味精、香料、调味料配制而成。如"香菇味精"，可以做调料，又可以做肉类嫩化剂及汤料。

（4）营养强化味精：由味精或特鲜味精和某些营养素加工而成，既可调味，又有一定营养保健作用。

味精只有在有盐存在时才会呈现鲜味，菜肴口味愈咸，味精用量愈少；菜肴近于中性（pH 值 6～8）时味精的鲜味效果最好。味精应在菜肴出锅时投放，因其在高温下会分解为失去鲜味的焦谷酸钠，并会产生毒素，所以应在中性或弱酸性环境中短时加热。味精过多摄入可诱发高血压，亦可导致血糖升高。

4. 食醋　食醋，包括酿造食醋及配制食醋。酿造食醋系以粮食及其副产品为原料，经酿造制成的，具有特殊色、香、味的产品。通常以谷类（大米、谷糠）为原料经蒸煮冷却后，接种黑曲霉及酒精酵母，再经淀粉糖化、酒精发酵后，选用醋酸杆菌进行有氧发酵，然后经一系列工序制成米醋、陈醋。

5. 蜂蜜　有润燥、补中、止痛、解毒的作用，常用来治疗脾胃虚弱、消化不良、肺燥干咳、肠燥便秘等病症。能调节神经系统功能紊乱，从而增强食欲、促进睡眠的作用。此外还有美容养颜功能。

三、平衡膳食

现代医学之父希波克拉底在公元前 400 年就指出"我们应该以食物为药，饮食是首选的医疗方式"，因此要"先进厨房后进药房"。

（一）平衡膳食的原则

中国营养学会制订的《中国居民膳食指南》（2007）和《中国居民平

衡膳食宝塔》（2007）提出了 10 条基本原则：

1. 食物多样，谷类为主，粗细搭配。

2. 多吃蔬菜水果和薯类。

3. 每天吃奶类、大豆或其制品。

4. 常吃适量鱼、禽、蛋和瘦肉。

5. 减少烹饪油用量，吃清淡少盐膳食。

6. 食不过量，天天运动，保持健康体重。

7. 三餐分配要合理，零食要适当。

8. 每天饮水，合理选择饮料。

9. 饮酒要限量。

10. 吃新鲜卫生的食物。

（二）中国居民平衡膳食应用

　　根据个人的年龄、性别、身高、体重、躯体状况、疾病、劳动强度以及季节等综合情况，确定需要的营养，因地制宜利用当地资源，选择相关食物进行调配，合理选择食物摄入量，优化后养成习惯并长期坚持。可以参考下面提出的建议试行（见表 5-1）。

表 5-1　6 个不同热量摄入水平的食物摄入量表（克/天）

热量（千卡）	谷薯类	大豆类	蔬菜类	水果类	肉类	乳类	蛋类	鱼虾类	油脂类	盐
1600	225	30	300	200	50	300	25	50	20	6
1800	250	30	300	200	50	300	25	50	25	6
2000	300	40	350	300	50	300	25	75	25	6
2200	300	40	300	300	75	300	25	75	25	6
2400	350	40	450	400	75	300	50	75	30	6
2600	400	50	500	400	75	300	50	100	30	6

（三）养成良好的饮食习惯

近二十多年来，我国城乡居民的膳食状况明显改善，儿童青少年平均身高、体重增加；另一方面，部分人群膳食结构不合理及身体活动减少，引起某些慢性疾病，如肥胖、高血压、糖尿病、高脂血症等，这些疾病的患病率增加，已成为威胁国民健康的突出问题。养成良好的饮食习惯，对我们的健康十分有益。

各种食物所含的营养成分不完全相同，任何一种天然食物都不能提供人体所需的全部营养素。平衡膳食必须由多种食物组成，才能满足人体各种营养需求。食物多样，谷类为主，粗细搭配。

1. 每天食用适量碳水化合物　首先推荐的是玉米，其次是荞麦、薯类（白薯、红薯、山药、土豆）、燕麦、小米。

2. 多吃新鲜深绿色蔬菜、水果和薯类　新鲜蔬菜、水果是维生素、矿物质、膳食纤维的重要来源，水分多、热量低。薯类含有丰富的淀粉、膳食纤维以及多种维生素和矿物质。推荐成年人每天吃蔬菜 300～500 克，最好深色蔬菜约占一半，水果 200～400 克。

3. 每天吃奶类、大豆或其制品　奶类营养成分齐全，组成比例适宜，容易消化吸收。大豆含丰富的优质蛋白质、必需脂肪酸、B族维生素、维生素 E 和膳食纤维等营养素，且含有磷脂、低聚糖，以及异黄酮、植物固醇等多种植物化学物质。大豆是重要的优质蛋白质来源。建议每人每天摄入 30～50 克大豆或相当量的豆制品。选择奶类时，要看清标签，不要选择乳饮料。豆类在烹调时少用烤、煎、炸，多用蒸、煮、凉拌等方式。

4. 常吃适量的鱼、禽、蛋和瘦肉　这些都是人类优质蛋白、脂类、脂溶性维生素、B族维生素和矿物质的良好来源。鱼类脂肪含量一般较低，含有较多的多不饱和脂肪酸，有些海产品类富含二十碳五烯酸（EPA），对预防血脂异常等有一定作用。禽类脂肪含量也较低，不饱和脂肪酸含量较高，其脂肪酸组成也优于畜类脂肪。推荐成人每日摄入量：鱼虾类 75～100 克，畜禽肉类 50～75 克，蛋类 25～50 克。

5. 忌多食油炸食品　油炸食物脂肪含量多，营养素严重破坏，油脂反复高温加热产生有毒有害物质，大部分油炸、烤制食品中含有高浓度的丙烯酰胺，俗称丙毒，是一种致癌物质。

6. 黑色食物可提高免疫功能及调节血液黏稠度、清除体内垃圾。

7. 每天食用三份高蛋白食物　所谓一份就是75克肉或一个大的鸡蛋，或者二两豆腐，或者二两鱼，或者三两鸡和鸭肉，或者半两黄豆。动物蛋白中：鱼类蛋白质最好（动物越小，蛋白质越好），特别是小鱼、小虾，虾比鱼好。所以阿拉斯加、舟山群岛居民鱼吃得多，动脉硬化、冠心病、脑中风患病率也低。植物蛋白以黄豆为佳。

（四）安全食品的选购

1. 尽量选择到正规的商店、超市和管理规范的农贸市场去购买食品，不要图便宜。

2. 尽量选择有品牌、有信誉、取得相关认证的食品企业的产品。

3. 不买腐败、霉烂、变质或超过保质期的食品，慎重购买接近保质期的食品。

4. 不买比正常价格过于便宜的食品，以防上当受骗。

5. 不买、不吃有毒有害的食品：如河豚、毒蘑菇等。

6. 不买来历不明的死物。

7. 购买时查看食品的包装、营养标签和认证标志，看有无注册和条形码，查看生产日期和保质期。购买后索要发票。

（五）预防食物中毒

1. 手接触食品前要用肥皂水洗手，保持食品干净。

2. 生熟分开。生的肉、禽和海产食品要与其他食物分开，避免交叉污染，不要生熟混放。

3. 食物要彻底做熟，尤其是肉、禽、蛋和海产品。

4. 保持食物的安全温度。熟食在室温下不得存放超过2小时；所有熟食和易腐烂的食物应及时冷藏（最好在5℃以下）。

四、三餐

民以食为天，用嘴吃饭讲享受，用脑子吃饭保健康。要做到"皇帝的早餐——吃好，大臣的中餐——吃饱，叫花子的晚餐——吃少"。有的人，早上马虎，中午对付，晚上大吃，这就是百病之根。

（一）早餐

早餐是最重要的一顿饭，要吃得营养。营养早餐必须具备四样东西：谷类、豆浆、鸡蛋或肉、蔬菜或水果。现在有 20% 的人不吃早餐，50% ~ 60% 的人不会吃早餐。不吃早餐严重伤胃，而且还容易"显老"。

早餐的注意事项：

1. 早餐前应先喝水，但不要喝太多的水　在早餐后吃一个苹果、橙子或一根香蕉会更好。

2. 热量不宜过多，约占一天需要量的四分之一　多补充些糖类。可以选择稀饭、馒头、吐司、燕麦等作为主食，也可以挑选全麦面包、杂粮粥等。

3. 早餐是补充奶类的好时机　乳制品是高品质蛋白质来源之一，含有丰富的钙质，一杯牛奶、羊奶、低糖优酪乳等都是很好的选择。

也有人认为，有些人不吃早餐更健康。有营养专家发现，不吃早餐是否健康是相对而言的，并不是所有的人不吃早餐就会对身体造成不利。有些人不吃早餐，身体反而更健康。通常所说的"不吃早餐有害健康"的观点有两个前提：一是对习惯吃早餐的人而言；二是早餐食物的安全性很好。对那些习惯不吃早餐的人来说，身体的健康与否与"不吃早餐"没有多大的关系。

只要身体能够习惯，不吃早餐不仅无害，也许有益健康。例如：

1. 血脂很高、脂肪肝、肥胖的人。

2. 经常吃夜宵或晚餐后 2 ~ 3 小时就睡觉的人。

3. 晚餐经常吃得很饱，第二天吃早餐与前天晚饭间隔时间不超过 11

小时，而上午体力、脑力消耗不大的人。

4. 早餐缺乏基本的安全卫生保证的人。

要特别说明的是，未成年人、重度的糖尿病患者、各种炎症患者、营养摄入不足的体弱者，不宜不吃早餐。

（二）午餐

午餐吃好，一天好。

午餐两宜：

1. 宜吃肉类、鱼类、禽蛋和大豆制品等食物。因为这类食物中的优质蛋白可使血液中酪氨酸增加，使头脑保持敏锐，对理解和记忆功能有重要作用。

2. 宜多吃些瘦肉、鲜果或果汁等脂肪含量低的食物。

午餐两忌：

1. 忌以碳水化合物为主，如吃了富含糖和淀粉的米饭、面条、面包和甜点心等食物，会使人感觉疲倦，上班工作精力难以集中。

2. 忌吃方便食品，如方便面、西式快餐等，因其营养含量低。

（三）晚餐

晚餐时间对睡眠质量的影响较大。一般来说，晚餐后，胃需要用3个小时消化食物，才能将食物排空。如果晚饭吃得太晚，胃还在消化食物时，人就上床睡觉了，睡眠质量往往不好，容易失眠多梦。由于最佳睡眠时间是 22:00 左右，晚饭最好安排在 18:00 ～ 19:00 间，最佳时间是 18:30，最好别超过 20:00。如确实不能按时吃晚饭，应尽量保证晚饭和睡眠的时间间隔 2 小时。跑步、瑜伽等活动最好在饭后 2 小时进行。晚餐的重要性还体现在"查漏补缺"上，把当天缺乏的营养都补上。晚餐后活动量不大，易堆积脂肪，最好七分饱。

1. 晚餐的注意事项

（1）早吃：可以降低尿路结石病的发病率。晚餐吃大量的肉、蛋、奶等高蛋白食品，会使尿中的钙量增加，一方面降低了体内的钙贮存，可诱发儿童佝偻病和中年骨质疏松症；另一方面尿中钙浓度高，罹患尿路结石的可能性就会大大提高。晚饭越晚，中风概率越高。

（2）偏素：尤其应多摄入一些新鲜蔬菜，尽量减少过多的蛋白质、脂肪类食物的摄入。晚餐时可以适当吃点豆腐、豆干、腐竹等富含钙的食物。因为钙具有镇静精神、诱导进入安稳睡眠状态的作用，有利于晚间入睡。此外，木耳、银耳、金针菇、香菇等菌类食物，富含膳食纤维和菌类多糖，有利于保证晚餐营养均衡。

（3）少吃：随着生活节奏的加快，早晨时间紧，早餐要看"表"、午餐要看"活"，唯有晚餐可以从容享受，很多人把晚餐视为享受餐、团圆餐。这不符养生之道。一般要求晚餐所供给的热量以不超过全日膳食总热量的30%。

（4）晚餐吃得过饱可以出现以下危害：①血糖、血中氨基酸及脂肪酸的浓度就会增高，晚上一般活动量较少，热量消耗很低，多余的热量大量合成脂肪，使人逐渐发胖。从科学的角度来说，晚餐过于丰盛，是不利于养生的。②若加上饮酒过多，易诱发急性胰腺炎。

2．不宜晚餐吃的食物

（1）红薯、玉米、豌豆等产气食物，消化过程中会产生较多气体，产生腹胀感，妨碍正常睡眠。

（2）辣椒、大蒜、洋葱等辛辣食物。

（3）猪肉等过于油腻的食物。

（4）肉汤。

（5）咖啡、浓茶。令大脑兴奋，咖啡因还有利尿作用，过多喝咖啡，排尿增多，干扰睡眠。

（6）酒。

〔小贴士〕

吃鸡蛋的学问

鸡蛋富含优质蛋白质，是老少皆宜的优质食材。鸡蛋还是一种"百搭菜"，适用于蒸、煮、煎、炒等各种烹调方式。鸡蛋含有人体需要的几乎所有营养物质，被称作"理想的营养库"。

（一）鸡蛋对人体的好处

1. 健脑益智：鸡蛋黄中的卵磷脂、甘油三酯、胆固醇和卵黄素，对神经系统和身体发育有很大的作用，并可改善各个年龄组的记忆力。

2. 保护肝脏：鸡蛋中的蛋白质，对肝脏组织损伤有修复作用。

（二）最营养的烹饪方法

鸡蛋吃法多样，从营养吸收率的角度看，煮蛋为100%，炒蛋为97%，嫩炸为98%，老炸为81.1%，开水、牛奶冲蛋为92.5%，生吃为30%～50%。因此，煮鸡蛋是最佳食用方式。不过对儿童来说，还是蒸蛋羹、蛋花汤最适合。

（三）最佳摄入量

鸡蛋是高蛋白食品，食用过多，可导致代谢产物增多。从营养学的角度来看，既要满足机体需要，又不致营养过剩。少年和儿童在长身体，每天可吃2～3个；老年人每天吃1～2个比较好；青年人每天吃1～2个比较合适；从事重体力劳动者每天可吃2～3个；孕产妇、哺乳期妇女以及大手术后恢复期病人，每天可吃3～4个，不宜再多。注意别丢了蛋黄，只吃鸡蛋中的蛋白部分，是非常不科学的吃法。

（四）鸡蛋的选择

买鸡蛋时，常看到红皮和白皮两种，哪种好呢？蛋壳颜色是受基因控制的，与产蛋鸡的品种有关，由"卵壳卟啉"决定。有些鸡血液中的血红蛋白代谢可产生卵壳卟啉，蛋壳呈浅红色；而有些鸡，如来航鸡、白洛克鸡和某些养鸡场的鸡不能产生卵壳卟啉，蛋壳呈现白色。蛋壳的颜色与鸡蛋的营养价值无直接关系。买鸡蛋没必要强调蛋壳的颜色。

（五）鸡蛋烹调的诀窍

1. 煮鸡蛋时间适中，蛋黄微微凝固，细菌被完全杀死，抗营养物质去除。煮的时间越长，鸡蛋中宝贵的 ω-3 族不饱和脂肪酸氧化程度越高。煮的时间太短，蛋清还没凝固，沙门氏菌没被完全杀灭。冷水下锅，慢火升温，沸后微火煮 3 分钟。这样煮出来的蛋清嫩，蛋黄凝固又不老，蛋白变性程度最佳。煮沸超过 10 分钟，维生素损失大。煮好的蛋马上放入冷水，不烫手时，蛋白脱壳容易。

2. 炒鸡蛋，打蛋时加水和料酒两样"宝"，可以轻松炒好鸡蛋，嫩滑、味鲜。打鸡蛋时把清水和鸡蛋加到一起打匀，小火慢炒。

3. 蒸蛋羹，加点牛奶口感滑。蛋打到碗中，边搅拌边缓缓加入适量温开水，至蛋液上出现 1 厘米高的气泡即可。等蒸锅里水开后再放入蒸碗。用中火或文火，开锅后 8 分钟左右为宜。

4. 荷包蛋，加点醋口感嫩。清水中加入少许醋，待水开后保持微开而不太翻滚，将蛋打入，煮 3 ~ 4 分钟后捞出，此时口感更嫩。

5. 煎鸡蛋，加点面粉颜色好看。摊鸡蛋，用中火较好。

第三节　运动养生

希波克拉底曾指出："阳光、空气、水和运动，是生命和健康的源泉。"法国思想家伏尔泰说，"生命在于运动"，这是人人皆知的真理，也是长寿的妙诀。人体的运动无时无刻不在进行着，心跳、血液流动、肾脏过滤、肝脏排毒解毒、细胞更替等都是运动，正是这些时刻不停的运动，才让人体维持正常的新陈代谢，才让我们更健康。

在体质上，人的一生要经过体质上升期（0 ~ 28 岁），可以参加各种体育项目，如竞技活动；体质下降期（29～49岁），不要参加竞技运动，要进行体质锻炼；体质衰退期（50岁以后），需进行功能锻炼。

美国佛罗里达州的一片森林中住着狼与鹿。为了更好地保护鹿，人们请来猎人灭狼，以便鹿繁衍生息。然而事与愿违，没有天敌的鹿群，不再奔跑，一代代下来，小鹿越长越胖，成年鹿纷纷提前死于脂肪肝、高血压、脑出血等，鹿群越来越少。这时人们才发现，缺少天敌的鹿群缺乏奔跑，逐步退化，只好再请来狼群。从此，饿狼扑食，狼追鹿跑，狼群终于治好了鹿的肥胖病。奔跑于野外的野兔，能活15年；圈养笼中的家兔，只能活5年。以上足以说明"生命在于运动"。如果不运动，就没有生命，也就是会短命。

经常锻炼的人比那些不锻炼的人平均寿命要长。规律的体育锻炼可以降低患心脏病、中风、糖尿病、癌症和抑郁症的风险。然而也有人反对，他们认为运动不等于长寿，"生命在于运动"误导了大众，静养才能长寿。在他们看来，有"千年龟"美誉的乌龟，除了独特的生理功能和结构外，与其长期少动嗜静有关。男子好动，女性偏静，女性代谢比男性低，因此女性寿命比男性长。道家的入静、佛家的入定、儒家的静坐，都讲究一个"静"字。唐朝武则天无论国事多么繁忙，每日都要在后宫静坐养心，享年82岁，是史上罕见的长寿帝王。全世界的体育运动员，平均寿命才55岁左右，反而比普通人寿命短。武术家，也罕有长寿的。同为哺乳动物的老虎、狮子，被称为"百兽之王"，勇猛无比，但都短寿。而龟与蛇，少动却长寿。作为长寿的职业人群如：画家、书法家、学者、普通的农民等，都是相对好静的、安逸的或动静结合的。运动特别是剧烈运动会加速人体器官的"磨损"，最终缩短人的生命进程，导致早衰早逝。目前还没有发现一个最长寿的运动健将的名字，甚至常见一些身体强壮的人说死就死，根本不容商量。因为生命都被运动给提前透支了。因此有学者提出，体育竞技比赛，是人类干出的一件蠢事，应该取消这类比赛，过激的超负荷、超极限的运动只会损害人体，貌似健康，并不长寿。一个国家用拿金牌多少来衡量体育水平，不可取，应倡导开展一些体育表演，但不决出胜负。

生命在于静养，但静养不排斥适当的锻炼。运动要以安全为前提，循序渐进，避免偶尔运动、盲目运动、突然运动、断续运动、过度运动、拼命运动。

实际上，动养也好，静养也罢，锻炼要有个度。过度的运动，不利健康与长寿。不锻炼不好，过度锻炼也会降低免疫功能。

一、科学运动的形式

运动要因人而异，突出个性特点，结合治病、防病、健脑、抗衰、减肥、健美等需求，选择适合自己的最佳运动。中老年人最好选择有氧代谢运动或静养，比如四肢健身体操、跳交际舞、快步走、慢跑等方式锻炼。

（一）步行

世界卫生组织提出，最好的运动是步行，最简单、最经济、最有效。但是步行也是有讲究的，年轻人要快走，逐步快走，一分钟要达到130步，心跳要达到一分钟120次，才能达到锻炼的目的。

近日有报告称，全球人平均日步行数是4961步。我国香港人日平均步行数高达6880步；平均步行数最低的是印度尼西亚，3513步。

养生学家提出"百练不如一走"，长期坚持步行运动，其健身养生之效也不比苦练死打的习武差。有人认为，只有让人汗流浃背、气喘吁吁的剧烈运动才有健身的效益。其实不然，过于剧烈的运动在医学上谓之"无氧代谢"运动，会给身体或多或少带来消耗和磨损，尤其不适合老年人。坚持长期的慢运动远比短时间的剧烈运动更有实质效益。

步行有助于强化心肌功能、促进新陈代谢。每天运动时间不少于半小时，距离不少于3公里。忌在深夜、浓雾及空气欠佳的环境中进行。

（二）健步走

健步走是一项以促进身心健康为目的，讲求姿势、速度和时间的一项步行运动。是介于散步和竞走之间的一种健身运动。

（三）跑步

跑步可以延缓衰老、愉悦心情，亲近大自然。经常跑步的人的细胞中通常含有更多的线粒体。而线粒体对人的健康来讲是非常重要的，它是细胞中制造能量的"发电站"，可促进三磷酸腺苷（ATP）的产生，从而保证肌肉纤维所需的能量。

（四）下蹲

身体变成三折叠，被挤压的血管收缩，血液冲向身体未被挤压的血管，迫使它们扩张，鼓起来；人一站起来，血液又冲向原来被挤压的血管，为它们灌注血液。下蹲五分钟等于步行一小时。

"人老脚先衰，树枯根先竭"。如果不想老，必须保证脚部不衰老，所谓"养生先养脚""腿勤人长寿""脚健人身壮"。脚因为与心脏距离最远，因此，血从心脏流到脚尖的过程也较长，很容易出现末梢循环障碍，导致供血不足。重视脚部的保健养生，可起到防病治病、健康长寿的功效。

二、运动量与运动的最佳时段

什么样的运动量是适宜的呢？运动强度可用心率快慢来监测。通常准备活动的慢走心率为每分钟 100 ～ 110 次，快步走时最大心率 = 220 - 年龄（岁）。经过一个月以上的锻炼，运动心率逐渐增加到 130 ～ 140 次/分为宜，心率小于 100 ～ 120 次/分的运动健身价值不大。

从中医的角度来讲，白天是人体阳气升发的时候，就好比星星之火正在不断燃烧一样，如果这个时候锻炼，是在帮助身体的"星星之火"不断壮大，所以白天锻炼是在温养我们的阳气。而晚上却是人体阳气休息的时候，如果这个时候锻炼身体，是在伤害人体的阳气。所以跳广场舞选择在白天是比较恰当的，最好不要太早，早起静坐，天亮后再去跳舞，既可以避开寒气入侵，也不影响睡眠。

但是，无论早起运动是如何好，也不能证明其他时间运动有害。因为即便下午或晚上运动，也比不运动好。

晚间锻炼最佳时间是晚餐后 2 小时至睡前。17:00 ~ 19:00，特别是太阳西落时，人体运动能力达到最高峰，视、听等感觉较为敏感，心跳频率和血压也上升，是晚间锻炼的最佳时段。

运动中出汗多少常被人们用作评判运动效果的标准。流汗能调节体温，排除氧自由基。适当出汗，能改善血液循环、提高神经活动能力和促进整个身体机能。适度流汗有益健康，中老年人应遵循适度原则，以微微出汗、稍感疲惫、浑身舒畅为宜。

三、运动的时长与运动频率

中老年人健身的最好方式是做有氧运动，每次锻炼不能少于 20 分钟。因为在前 20 分钟，运动所消耗的能量主要来自肌肉中的糖原，20 分钟以后，人体才会消耗脂肪以提供运动能量，也就是我们常说的燃烧脂肪。因此，如果运动时间能延长 10 分钟、20 分钟或更长，锻炼效果会更好。

一昼夜中人的机能状态是变化的，每天 8:00 ~ 12:00、14:00 ~ 17:00 是速度、力量和耐力相对最佳时段，在这个时段内进行锻炼与运动能取得更好的效果。而 3:00 ~ 5:00，12:00 ~ 14:00 进行运动，易出现疲劳，也易发生运动性损伤。晨练不宜过早，同时晨练不如暮练。

坚持锻炼，每天 1 ~ 2 次，至少每周 4 ~ 5 次。锻炼应遵循一个原则：运动量从小到大，循序渐进，逐渐适量增加，坚持不懈，"夏练三伏，冬练三九"，无论天热、天寒都要持之以恒，培养出一副既耐热又耐寒的健康体魄。

四、运动的注意事项

一日之计在于晨，早晨是一天中最美好的时光。晨练之前一定要清楚晨练的注意事项，以免损害健康。

（一）不可起床后立即锻炼

晨起时，人体各脏器功能尚处于较低水平，难以适应变化的外界环境，需有一个逐步调整的过程，以使生理功能活跃起来。起床后休息片刻，做些准备活动，然后晨练。

（二）锻炼后不宜饮冷饮，进食不宜过饱

如果饮用大量冷冻饮料，易引起胃肠收缩、痉挛，出现腹痛、腹泻、呕吐等症状。

（三）黎明之后的空气才是最新鲜的

日出之前空气中植物放出的二氧化碳浓度还较高，在园林中、广场上尚处于空气污染的高峰期，须待日出后植物的光合作用开始，氧气逐渐释放，空气新鲜度逐渐增高。

（四）晨练前不喝水对健康很不利

因为夜晚睡眠时，皮肤及呼吸道每小时要散发 20 ～ 30 克水分，晨起时机体已处于脱水状态，容易引发高血压、脑出血、脑血栓、心绞痛、心肌梗死等。所以晨练前喝 200 ～ 300 毫升温开水（可加入 1 汤匙蜂蜜，改善口味，又升高血糖，还可避免晨练中发生低血糖）。

（五）雾天不要练

雾天时，空气污染严重。晨练时，呼吸增快，容易吸入较多的有害气体，可诱发气管炎、咽喉炎、鼻炎等疾病。应避开雾天晨练。

（六）练后不要立即进食，不要立即冲澡

运动时，交感神经处于高度兴奋，管理内脏活动的副交感神经加强了对消化活动的抑制。全身血液重新分配，胃肠血流量减少，胃肠消化活动被抑制，需要在运动结束后 20 ～ 30 分钟才能恢复。如果在运动后立即进食，容易引起胃炎等消化系统疾病。

运动后较长时间内皮肤血管仍将处于扩张状态，血流量相对较大，立即洗冷水澡会使皮肤血管急剧收缩，导致血压上升，易引发心脑血管病变，严重者甚至出现心肌梗死、脑梗死。运动后立即洗热水澡会使运动后的皮肤血管进一步扩张，流向肌肉和皮肤的血液增加，以致血压下降，可使心脑等重要器官供血不足，严重时导致休克。因此，最好是在运动后休息半小时左右，喝杯温开水，再洗个温水澡。

（七）"寒冬""凌晨""扫雪"时不锻炼

"寒冬""凌晨""扫雪"这三种情况下，寒气逼人，心脏负担增加，造成心肌耗氧量大增。这就可以解释为什么各国猝死最多的日子都集中在寒冬大雪后的凌晨，因此，在这些情况下，要避免在室外活动。

总之，坚持每天至少在户外活动30分钟，最好1小时；运动最高心率控制在"170－自身年龄"的范围之内；散步、游泳、打太极拳等都是不错的选择。清晨不是最佳锻炼时间。早晨的空气质量是一天当中最差的，不太适合体育锻炼。

第四节 喝水养生

水是世界上最便宜、最安全、最有效的天然保健品。健康是三分水补七分食补，吃出来的健康，喝出来的美丽。全球各地的长寿老人都把家乡的水比作他们健康长寿的源泉。

人的生存离不开水，每天都要补充水分。喝水不只是解渴，肥胖专家指出，适量饮水是减肥的关键。如果体内水分不足，就不能把脂肪代谢掉。饮水不足会导致大脑老化，诱发心脑血管疾病，影响肾脏代谢功能。切记，水是人的生命之源。

在正常的新陈代谢下，人们每天至少要有1000毫升的尿液，才能排出当天所制造的"废弃物"。因此我们应该有空就喝水，茶、饮料、咖啡、啤酒都不能代替水。喝茶也要喝淡茶，不能喝浓茶。每次不能喝太多水，因为身体一次只能吸收200ml水。此外，餐前饮水有助于减轻体重，简单地讲，是它不含热量并能填满胃，从而减少饥饿感。

一般而言，让尿液浓度愈稀愈好，颜色愈淡愈好，一天尿量大致在2000毫升左右。正常的肾脏会根据身体的渗透压、血钠浓度、身体总水量等去调控尿量。如果喝太多了，肾脏会把多余的水分排出来；喝太少了，就会感觉口渴，自然会去找水喝。从健康的角度来看，白开水是最好的饮料，它不含热量，并且能被人体直接吸收利用，喝30℃左右的温开水最好，这样不会过于刺激胃肠道的蠕动，不易造成血管收缩。在正常的身体状况下，每日饮水超过10升才可能导致水中毒。

一、喝水的最佳时间

（一）早上起床后

从生理学的角度上看，经过一个晚上的睡眠，人体流失的水分约有450毫升。晨起时，血液已成浓缩状态，此时饮一定量的白开水可使血液很快得到稀释，纠正夜间的脱水。因此早上起床后空腹喝下一杯温白开水是个很好的选择，水的温度与体温相当（30℃~35℃）即可。饮下这杯水之后，能很快地被吸收进入血液循环，稀释血液，增强了肝脏的解毒能力和肾脏的排泄能力，促进新陈代谢，对预防肾炎、肾结石、尿路感染都有一定好处。另外，血液稀释和扩张血管有利于降血压，预防脑出血和心肌梗死。

如果条件允许，还可以加一片新鲜柠檬，能起到通便、排毒的作用。最好不要喝市售的果汁、可乐、汽水、咖啡等饮料。汽水和可乐等碳酸饮料中大都含有柠檬酸，在代谢过程中会加速钙的排泄，降低血液中钙的含量，长期饮用会导致缺钙。也不要喝盐开水，因为会导致高渗性脱水，反而加重口渴。

（二）临睡前

睡前喝太多的水，会造成眼睑浮肿，半夜也会老跑厕所，使睡眠质量下降，应该适量饮水后再睡觉。当人熟睡时，体内水分丢失，造成血液中的水分减少，血液黏稠度变高。临睡前适当喝点水，可以缓解该现象，从而降低发生脑血栓的风险。

（三）发烧时

发高烧时，体温上升，会以出汗的形式散热，消耗大量水分，严重的会引起脱水。因此，发烧期间及时补水十分重要。可以少量多次地喝温开水或温葡萄糖水，大概每半小时喝一次。

（四）洗澡后

洗热水澡后，常常觉得渴，因为身体受热，使血管扩张，血流量增加，心脏跳动会比平时快些，这时应该小口慢喝，补充水分。

（五）便秘时

缺乏水分是便秘的原因之一。便秘的人可以适当多喝点水，一定要大口大口地喝，吞咽动作快一些，这样水就能尽快到达肠道，刺激肠蠕动，促进排便。在补充水分的同时，还可以吃些韭菜、芹菜、苹果等富含膳食纤维的果蔬，缓解便秘的效果更佳。

（六）运动后

不管做什么运动，结束后都应该及时喝水。

（七）空调环境

在有空调的环境中工作，尤需补充水分。

（八）节食减肥

节食减肥时，特别需要喝水。"喝水使人发胖"是个错误的观念。喝水太快太急会无形中把很多空气一起吞咽下去，容易引起打嗝或腹胀，因此最好缓缓喝下，饮水量合适，温度适当。

二、喝水的不良习惯

多喝水对身体好，但是并不是喝什么水都好，喝错了水非但无益，反而有害。别看喝水是件小事，喝不对也会带来大麻烦。

（一）自来水烧开就喝

自来水不能烧开就喝，自来水经过氯化消毒，其中氯与水中的有机物结合，产生卤代烃、氯仿等多种致癌化合物。水开后 3 分钟，让水里的氯含量降至安全饮用标准，才是安全"开水"。

（二）爱喝瓶装水

瓶装水所使用的聚酯瓶可能含有导致人体慢性中毒的物质，尤其瓶子在高温环境中，或开启后没及时喝掉，有害物质会渗入水中，危害健康。因此，要保持瓶装水不能受热或暴晒。

（三）喝千沸水

水烧开尽量当次喝完，别反复加热。大瓶的或桶装的纯净水、矿泉水打开超过 3 天就不应该喝了。桶装水的最佳饮用时间是出厂后 1 ~ 15 天，一旦超过 15 天，水中的细菌过多，不宜饮用。

（四）口渴了才喝水

其实不口渴的时候，不等于人体内不缺水，当感到口渴的时候，身体可能已经流失了大概 1% 的水分。越不注意喝水，就越不想喝。所以，不管渴不渴都要及时补水。

（五）每天喝不够 6 杯水

在温和气候条件下，从事轻体力活动的成年人，每天最少饮水 1200 毫升，大约 6 杯的量。如果活动量大，出汗多，则相应增加喝水量，及时补水。

（六）不按身体情况喝水，饮料代替水

饮料不但起不到给身体补水的作用，还会降低食欲。如果一定要喝有味道的水，也要根据自身情况而定。例如便秘的人可以喝点蜂蜜水或果蔬汁，促进肠道蠕动；而胃寒的人少喝性寒的绿茶、凉茶、果汁，多喝暖胃的红茶、姜糖水。

（七）晨起不喝水

早上起来的第一杯水是真正意义上的救命水，中老年人更应该注意。人体经过一夜代谢之后，身体所产生的代谢废物、垃圾都需要清理。这杯水最好选以下两种：第一种是清澈的水，白开水、矿泉水皆可；第二种是柠檬水，能够提升早晨的食欲。

（八）吃咸了不马上补水

吃得太咸为高血压所忌，可导致唾液分泌减少、口腔黏膜水肿等。吃咸了，首先要做的就是多喝水，最好是纯净水和柠檬水，淡豆浆也是一种很好的选择，不要喝含糖饮料和酸奶。

（九）喝冰水、冰饮料

冷饮喝到胃里，就要靠胃的热气，把它暖到跟人体一样的温度——36.5℃左右。饭前喝冰饮料，很是伤胃。

（十）晨起喝盐水

喝淡盐水对于夏天出汗后补充水分是必要的，可对于晨起补充水分来说非但无益而且有害。

（十一）喝"阴阳水"

水烧开了，兑一半自来水，就叫"阴阳水"。自来水也叫"生水"，因为没完全消毒，这种兑出来的水不要喝。

（十二）喝"剩水"

前一天晚上烧开了的水，第二天喝行不行？专家的回答是：不推荐。不主张喝放置时间过长的水。

第五节　戒烟养生

英国首先生产卷烟，美国、苏联紧跟其后，吸烟逐渐在其他国家和地区流行起来，大量人群开始吸烟，且发展中国家有超过发达国家的趋势。由于男性吸烟远远超过女性，因此美国流行学博士米勒（Miller）研究后指出，"吸烟是导致男女寿命差别的根源所在"。吸烟引起诸多疾病，危害健康，并且缩短寿命致过早死亡。

全世界第一号坏习惯就是吸烟。一生吸烟的人，要比不吸烟的人少活 10～25 年。吸烟增加了人们患多种癌症的危险性，尤其是肺癌。德、英、美、荷兰的研究表明，重度吸烟者患呼吸道疾病的危险性比不吸烟者高 3～30 倍。吸烟与肺癌存在着一定的量效关系。每天吸烟 21～39 支者的肺癌死亡率是不吸烟者的 15.9～43.7 倍。肿瘤学上有一个"勃氏吸烟指数"，计算方法是用每天吸烟的支数乘以吸烟的年数，如果乘积大于 400(支·年)，就是肺癌的高危因素，患肺癌的危险性会比不吸烟的人高出 10 倍以上。肺癌、喉癌、食管癌等超过三成的癌症发生与吸烟相关。此外，吸烟还会造成二手烟、三手烟污染。吸烟的人从患慢性支气管炎，到肺气肿、肺心病，最后到肺癌，是死亡"三部曲"。美国学者对 30 万军人进行调查分析，每天吸烟超过 20 支的人自杀率是不吸烟者的 2 倍。

吸烟就是慢性自杀，因此公共场所不能吸烟。清晨起床就吸烟，危害尤其大。烟雾中的有害物质有 600 多种，其中致癌、致毒、致命物质就达 43 种。

饭后吸一支烟，中毒量大于平时吸十支烟的总和。饭后，胃肠蠕动加强，血液循环加快，人体吸收烟雾的能力进入"最佳状态"，有毒物质比平时更容易进入人体。

戒烟可以延长寿命已不再是什么秘密。英国的一项为期 50 年的研究表明，30 岁戒烟可能会使你的寿命延长 10 年，在 40 岁、50 岁或者 60 岁戒烟分别可以增加大约 9 年、6 年和 3 年的寿命。

另外，吸烟更加危害被动吸烟者的健康。家中一人吸烟，其他人被动吸烟，被动吸烟者比没有被动吸烟者患癌危险增加 1 倍。

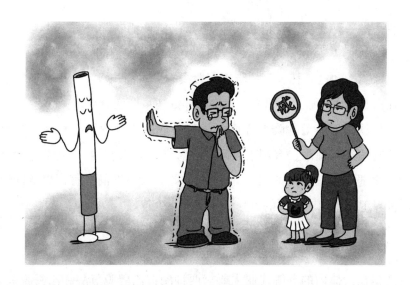

吸烟危害健康的机制：烟雾中的有害物质对机体局部产生强烈的刺激作用，使呼吸道上皮细胞纤毛受损，破坏呼吸道上皮的自我清洁功能，不能排出呼吸时吸入的一些有害物质及机体中的废物。烟草中的有害成分如烟碱、亚硝酸盐、砷、钋、一氧化碳等可能干扰人的正常生理、生化反应与代谢功能，从而对人体的心血管、胃肠道、神经系统与肝肾等器官造成不同程度的损害，导致激素分泌紊乱，免疫功能受损，抗体产生受抑制，IgM减少，巨噬细胞功能受限等。

吸烟和二手烟会伤害几乎所有的器官。心脑血管病、肿瘤、慢性呼吸系统疾病的发病都与烟草有关。因此，吸烟者害人、害己、害社会。

第六节　饮酒养生

酒，是人类在长期的历史发展中创造的一类饮料。世界上最古老的实物酒是伊朗撒玛利出土的葡萄酒，距今三千多年，仍芳醇迷人。我国是酒的故乡，也是酒文化的发源地，是世界上酿酒最早的国家之一。相传夏禹时期的仪狄发明了酿酒，也有人认为酿酒始于杜康，"何以解忧，唯有杜康"为证。

酒，是一种文化，雅俗共赏。"琴棋书画诗酒花"是古文化人的七大雅事。李白有"举杯邀明月"的雅兴；苏轼有"把酒问青天"的胸怀；欧阳修有"酒逢知己千杯少"的豪迈；曹操有"对酒当歌，人生几何"的苍凉；杜甫有"白日放歌须纵酒，青春作伴好还乡"的潇洒。

适量饮酒能有效地降低高血压与冠心病的患病率与死亡率，缓解紧张、改善情绪与睡眠，有利于人际交往。一位哲人曾说，"天堂与地狱只有一步之遥，就看如何把握"。饮酒亦如此，大量饮酒有害，少量饮酒有益。世界卫生组织对饮酒的口号是：酒，越少越好。

一、酒在人体中的代谢方式

酒精在人体内的分解代谢主要靠两种酶：乙醇脱氢酶和乙醛脱氢酶。前者脱掉酒精分子中的两个氢原子，使乙醇分解变成乙醛；后者脱掉乙醛中的两个氢原子，使乙醛被分解为二氧化碳和水。人体内若是具备这两种酶，就能较快地分解酒精，中枢神经就较少受到酒精的影响，即使喝了一定量的酒后，也若无其事。体内有乙醇脱氢酶，但缺少乙醛脱氢酶的人比较多，使酒精不能被完全分解为水和二氧化碳，乙醛继续留在体内，使人酒后产生恶心、呕吐、甚至昏迷等醉酒症状。不善饮酒，酒量较小的人，大多属于乙醛脱氢酶数量不足或完全缺乏的人；对于善饮酒者，饮酒过多、过快，超过了这两种酶的分解能力，也会醉酒。

饮下白酒约5分钟后，酒精就会进入血液，随血液在全身流动，人的组织器官和各个系统都要受到酒精的侵蚀。短时间大量饮酒，可致酒精中毒，首先影响大脑皮质，短暂的兴奋期后，开始胡言乱语；继而大脑皮质处于麻醉状态，言行失常，昏昏沉沉不省人事。若进一步发展，可能导致生命中枢麻痹，则心跳呼吸停止，以致死亡。

二、饮酒量的界定

（一）适量饮酒

成年男性一天饮酒的酒精量不超过25克（相当于啤酒750ml、葡萄酒

250ml，或 50 度白酒 50ml)，成年女性一天饮酒的酒精量不超过 15 克（相当于啤酒 450ml，或葡萄酒 150ml，或 38 度白酒 50ml)。

（二）大量饮酒

国外标准，每日超过 2 盎司酒精（每盎司酒精等于 28.4ml，约相当于 850ml 啤酒，或 230ml 葡萄酒或标准威士忌 60ml)，则属于大量饮酒。

（三）酗酒

医学上将酗酒定义为：一次喝 5 瓶或 5 瓶以上啤酒，或者血液中的酒精含量达到或高于 0.08g/dL。

三、饮酒的益处

远古时期人们以饮酒防治疾病，认为酒为水谷之精气、五味之精华，可以疏通气血、舒筋活络。适当饮酒，对于强身健体有一定益处，少量喝酒能调节精神、驱除疲劳、舒筋健骨。特别是对 35 岁以上的男子和绝经的妇女有一定的保健作用。饮酒主要通过提高血液中高密度脂蛋白，降低胆固醇来促进血液循环，减少冠心病的发生。不要饮烈性酒，但可以喝一些葡萄酒，葡萄酒中有能够清除有害自由基的多酚类物质。红葡萄酒是以葡萄为原料的酒，是一种营养丰富的饮料，它含有人体生命活动所需要的 3 大营养素：维生素、糖及蛋白质。它可以增加食欲、降低血脂、软化血管。

啤酒也是营养丰富的饮料，开胃醒脾的功效较佳。啤酒含有 17 种氨基酸，其中 8 种是人体所需的，此外还有维生素 B 族等营养物质可以增加食欲、软化血管、帮助消化、改善血液循环、降压，生津止渴、消除疲劳、清热解暑。但过量饮用会伤害身体。荷兰科研人员研究显示，与不喝酒的健康成年人相比，每天喝一至两杯酒的健康成年人罹患 2 型糖尿病的概率更低。所谓适量，一周内饮酒不超过 2 个"酒精单位"（一个酒精单位是指：啤酒 360ml，或干红 / 白葡萄酒 150ml，或白酒 45ml)。14:00 后饮酒比较安全，欢聚或应酬可改劝酒为敬酒，轻酌慢饮，主随客便为敬。

法国人的脂肪摄入量很大，但死于心脏病的比例却是欧洲各国中最低的，约为意大利的三分之一。他们吃油腻食物多，而因心脏病造成的死亡率却很低，这种现象被称作"法国悖论"。究其原因，关键在于红酒。法国人的红酒消费量为世界第一，是意大利人的6.5倍。苦涩的红酒中含有丰富的单宁、花青素、儿茶素、类黄酮等物质，它们能有效去除氧自由基、抑制脂肪积累、促进排泄、刺激长寿基因。

四、饮酒对人体的危害

世界卫生组织提出六种最不健康的生活方式，排在第二位的是酗酒。

近年来，酗酒带来的健康问题与社会问题，越来越多地被人们关注。酒依赖及其引起的相关问题成为仅次于心血管疾病、肿瘤的公共卫生问题。

1. 过量饮酒伤害肝脏、脑、心脏，而且导致记忆力差、认知能力下降　原因是过量饮酒使脑细胞大量死亡。醉一次酒的危害，约等于得一次急性肝炎。过量饮酒抑制食欲，加重营养缺乏，也是诱发诸如2型糖尿病、高血压、高脂血症、痛风等疾病的元凶。

2. 引起肝硬化　酗酒容易引起肝细胞坏死。酒精对肝脏的伤害是直接的，使肝细胞发生变性和坏死、肝脏组织结成硬痂，肝脏逐渐硬化。一次大量饮酒，会杀伤大量的肝细胞，引起转氨酶急剧升高；长期饮酒，容易导致酒精性脂肪肝、酒精性肝炎、酒精性肝硬化。大量饮酒特别是大量饮用高浓度的烈性酒，会在肝脏产生大量的有害自由基。肝癌的发病与长期酗酒有直接关系，酗酒还可以诱发急性胆囊炎和急性胰腺炎。肝脏自我修复的功能较强，只要尽早戒酒，给予充足的时间，肝功能可以恢复。

3. 诱发脑卒中　大量饮酒会使心率增快，血压急剧上升，极易诱发脑卒中。长期饮酒还会使心脏发生脂肪变性，严重影响心脏的正常功能，易患酒精性心肌病及脚气性心脏病、血管硬化等疾病。有的酗酒者，通宵打麻将、打牌，大喜大悲、大吃大喝，严重者引起"饱餐、酗酒、激动"死亡三联征，当天激动、当天死亡。

4. 酒精中毒性精神病　当血液中的酒精浓度达到 0.1% 时，会使人感情冲动；达到 0.2% ~ 0.3% 时，使人行为失常。长期酗酒，会导致酒精中毒性精神病。

5. 酗酒影响智力　酒精能直接通过胃黏膜吸收入血，并可通过血脑屏障进入大脑。酒精是一种亲神经物质，具有神经毒性作用，能直接杀伤脑细胞，使之溶解、消亡，从而加重脑萎缩。

6. 许多癌症都跟酒精有关　如口腔癌、咽喉癌、食道癌和乳腺癌等。

7. 酗酒使肌肤失去弹性，加速老化，出现更多的皱纹。

此外，还会危害胎儿。酒精对精子和卵子也有毒副作用，可能会造成下一代发育畸形、智力低下等不良后果。孕妇饮酒，酒精能通过胎盘进入胎儿体内，直接毒害胎儿。酒精还会影响视力，扰乱大脑协调系统的正常运转，使老年人更容易摔倒。

酗酒是一种病态或异常行为，可造成严重的社会问题。酗酒者通常把酗酒行为作为一种因内心冲突、心理矛盾造成的强烈心理势能发泄出来的重要方式和途径。常通过酗酒以期消除烦恼，减轻空虚、胆怯、内疚、失败等心理感受。醉酒后还可能危害社会治安。我国每年因酗酒肇事立案的高达 400 万起；全国每年有 10 万人死于车祸，而三分之一以上的交通事故的发生与酗酒及酒后驾驶有关。酗酒除了损害健康外，还会造成"社会损害"，引发公共场所的无序与暴力行为。

〔小贴士〕

酒的种类

酒包括白酒、啤酒、葡萄酒、黄酒、米酒、药酒等。

1. 按生产特点分

蒸馏酒：用各种含糖物质，如粮谷、糠类经酒精发酵后，再蒸馏所得。酒精含量高、刺激性强的酒，如：白酒、威士忌、白兰地等。

白酒 中国特有的一种蒸馏酒。由淀粉或糖质原料制成或发酵经蒸馏而得。又称烧酒、老白干、烧刀子等。酒无色（或微黄）透明，气味芳香纯正，入口绵甜爽净。酒精含量较高，经贮存老熟后，具有以酯类为主体的复合香味。以曲类、酒母为糖化发酵剂，利用淀粉为原料，经蒸煮、糖化、发酵、蒸馏、陈酿和勾兑酿制而成。在所有的酒当中档次最高的酒是蒸馏酒，而蒸馏酒中品质最好的是中国白酒。

在我国有一种备受推崇的酒叫"XO"，也叫人头马，本质上就是白兰地（是法国一个叫干邑的地方出产的），是红酒蒸馏后做出的酒。

发酵酒（又称酿造酒）：技术最简单的酒，用糖和淀粉为原料，糖化和发酵后不需蒸馏而制成的酒类，酒精含量通常较低，固形物含量较多，刺激性小。

配制酒：以蒸馏酒或食用酒精与一定比例的糖料、香料、药材等配制而成，如各种药酒、露。

2. 按酒精含量分

高度酒 酒精含量在 40% 以上，如白酒、曲酒；

中度酒 酒精含量的 20% ~ 40% 之间，如多数的配制酒；

低度酒 酒精含量在 20% 以下，如黄酒、啤酒等。

3. 按发酵原料分

啤酒 以大麦芽、啤酒花、水为主要原料，经酵母发酵作用酿制而成的低度酒。是人类最古老的酒精饮料之一，也是继水和茶之后世界上消耗量排名第三的饮料。二十世纪初传入中国，属外来酒种。通常啤酒属于高嘌呤类饮品，易引起人体血液中尿酸含量增加，尿酸长时间不能正常排出体外，易引起结石，每天啤酒不超过 1 个易拉罐，约 500 毫升。

葡萄酒 是用新鲜的葡萄或葡萄汁经发酵酿成的酒精饮料。红葡萄酒是红葡萄带皮浸渍发酵而成；白葡萄酒是葡萄汁发酵而成的。红酒是葡萄酒的一种，并不一定特指红葡萄酒。红酒的成分相当简单，经自然发酵酿造出来的果酒，含有最多的是葡萄汁。葡萄酒有许多分类方式，以成品颜色分，可分为红葡萄酒、白葡萄酒及粉红葡萄酒三类。其中红葡萄酒又可细分为干红葡萄酒、半干红葡萄酒、半甜红葡萄酒和甜红葡萄酒，白葡萄酒则细分为干白葡萄酒、半干白葡萄酒、半甜白葡萄酒和甜白葡萄酒。粉红葡萄酒也叫桃红酒、玫瑰红酒。

黄酒　中国的特产，也称为米酒，属酿造酒，是世界上三大酿造酒（黄酒、葡萄酒和啤酒）之一。酿酒技术独树一帜，其中以绍兴黄酒为代表的麦曲稻米酒历史最悠久、最有代表性。酒精含量低于20%。不同种类的黄酒颜色亦呈现出不同的米色、黄褐色或红棕色。山东即墨老酒、福建龙岩沉缸酒、福建老酒是红曲稻米黄酒的典型代表。

酒酿　酒酿又名醪糟，古人叫"醴"。主要原料是糯米，也称"江米"，所以也叫江米酒。酒酿在北方一般称它为"米酒"或"甜酒"。

药酒　将强身健体的中药与酒"溶"于一体的药酒，药借酒力、酒助药势而充分发挥其效力，提高疗效。

第七节　喝茶养生

茶源于我国，也是我国的"国饮"，《神农本草经》指出，"神农尝百草，日遇七十二毒，得荼（茶原名荼）而解之"，唐代陈藏器称"茶为万病之药"。茶发于神农，闻于鲁周公，兴于唐朝，盛于宋代。

茶叶是中国人最为独特的饮食元素，也是世界公认的健康饮料之一。茶叶中有500多种营养和有效成分，如茶碱、蛋白质、脂肪、氨基酸、碳水化合物、维生素、茶多酚、茶素、芳香油、脂多糖和微量元素，等等，是人体不可或缺的重要营养物质，防病功效也被医学界所公认。茶有提神、健脑、降压、调脂、抗衰老、抗动脉硬化、抗辐射、消除疲劳、收敛止血、预防龋齿、利尿、抗菌、促进新陈代谢等作用。茶叶中含有丰富的矿物质和维生素。绿茶提取物茶多酚（儿茶素），具有加速脂质分解，促进胆固醇转化为胆汁酸，降低胆固醇含量的作用。茶叶中含有大量的天然抗氧化剂——茶多酚，能有效地清除有害自由基。但过多饮用浓茶，可能出现头痛、失眠、过度兴奋而茶"醉"。

茶主要分为绿茶、乌龙茶、红茶、黑茶、白茶及黄茶等几大类。

绿茶属于不发酵的茶，茶叶内的天然物质如茶多酚、咖啡因及大部分维生素都能得以保存。它含有维生素 C，能抗感冒。不过绿茶比较寒凉，脾胃虚弱的老人不宜多喝。

红茶属于全发酵茶。在发酵过程中令茶叶中的儿茶素、咖啡因等产生化学反应，令其茶色较深、味道醇厚，性味较温和，有温胃益脾的功效。脾胃不好的人不宜多喝。

乌龙茶属于半发酵茶。它综合红茶、绿茶的制法，品质介乎其中。乌龙茶对分解脂肪及减肥有一定的作用。

黑茶由于发酵后茶色很黑，如普洱茶，因为它是发酵茶，有消滞、生津以及清理脾胃的作用，宜饭后饮用。

白茶属于不发酵茶，性质与绿茶相似，但不及绿茶寒凉。

绿茶，抗氧化剂含量高，能抗衰老，还有平衡胆固醇、利尿解毒、杀菌的保健作用。

绿茶和铁观音属凉性茶；乌龙茶、大红袍属于中性茶；而红茶、普洱茶属于温性茶。

茶叶用 80℃左右的水冲泡比较适宜，每克茶泡水 50 ~ 60ml。一般红、绿茶冲泡 3 ~ 4 分钟后口感最佳，头泡香味鲜醇，二泡茶汤浓而不鲜，三泡香尽味淡，四泡少滋味，五泡近似白开水。二、三泡最好。如果用保温杯长时间把茶叶浸泡在高温的水中，就如同用微火煎煮一样，会破坏茶叶中的维生素，使茶香油大量挥发，鞣酸、茶碱大量渗出。

茶叶专家指出，就茶而言，不管是几千块的茶还是几十块的茶，茶中所含营养元素都是大同小异，从健康的角度来说，几十元和几千元的茶差别不大。

　　饮茶是中医饮食养生法之一，茶味苦、甘，性凉，有生津止渴、清热解毒、祛湿利尿、消食止泻、清心提神、除烦去腻、驱困轻身等功效。中医还认为茶能上清头目，中消食滞，下利二便。李时珍在《本草纲目》中，对茶叶的性能分析说："茶苦而寒，最能降火……火降则上清矣。"

　　喝茶是中国人养成的一种良好的生活习惯，现在已经升级为朋友聚会必不可少的活动之一。喝茶不但可以放松身心，而且可以起到调理身体的作用。但是有些人喝茶并没有养成正确的习惯，这些不好的习惯反而会使喝茶伤害身体。

　　生活中，喝茶要远离六个不好的习惯。

一、空腹忌饮茶

　　空腹喝大量的茶会抑制胃液的分泌，冲淡胃酸，从而影响消化。还会引起头痛、心悸、茶醉等症状。

二、发烧忌饮茶

　　茶叶中所含的咖啡因等物质，会起到兴奋作用，加速血液循环，加重病情；其所含的鞣酸又具有收敛作用，影响机体正常的散热，体热难以散去，体温就难以降下来，所以发烧的时候不要喝茶，否则，只会加重病情。

三、饭后忌饮茶

　　饭后饮茶，很不科学，因为茶中所含的鞣酸与机体摄入食物中的铁元素结合成不溶性的铁盐，会阻止铁在肠道的吸收，时间长了易诱发缺铁性贫血。餐后1小时为饮茶的最佳时间。

四、忌饮新茶

　　新茶中含有很多对胃黏膜有很强刺激性的物质，易引发胃病。

五、酒后忌饮茶

酒后饮茶会加重对肾脏的危害，酒具有活血通络，加速心肌代谢之效，而喝茶也会使血容量增大，加重心脏的负担。

六、吃药忌用茶

茶中含有的一些物质易与某些药物发生化学反应，从而影响药效。

七、忌饮浓茶

茶不能喝得太浓，因为茶所含的鞣酸会影响铁的吸收

八、女性在这四个时期也不宜喝茶

（一）月经期

月经期间，经血会消耗掉不少体内的铁质，因此女性在此时更要多多补充含铁质丰富的蔬菜水果，像菠菜、葡萄和苹果等。而茶叶中含有较多鞣酸，在肠道中很容易和食糜中的铁质或补血药中的铁结合，产生沉淀现象。这会妨碍肠黏膜对铁质的吸收，大大减低铁质的吸收程度。

（二）怀孕期

一般浓茶中含的咖啡因浓度高达10%，会增加孕妇的尿量和心率，会加重孕妇心与肾的负荷量，也有可能会导致妊娠中毒症，因此孕妇最好不要喝浓茶。

（三）哺乳期

在此期间如果喝下大量的茶，则茶中含有的高浓度鞣酸会被黏膜吸收，影响乳腺的血液循环，进而抑制乳汁的分泌，造成乳汁分泌不足。另外，茶中的咖啡因会渗入乳汁间接影响婴儿，对婴儿身体的健康不利。

（四）更年期

女性在更年期时，除了头晕和浑身乏力以外，有时还会出现心跳加快、脾气暴躁、睡眠质量差等现象，若再喝太多茶则会加重这些症状。

第八节　睡眠养生

睡得好是生命健康的标志，睡眠是人类不可缺少的生理过程，睡眠和觉醒是人类基本生存形态。人可以七天不进食（但要饮水），若七天不睡便有生命危险，可见睡眠比吃饭还重要。许多国家的警察采用无痕迹逼供的方法，就是不让犯人睡觉，超过 40 小时不睡觉的犯人，基本上也就任人摆布了，不管后果，只求睡觉。还有"药补不如食补，食补不如睡补"的说法。人的一生有大约三分之一的时间是在睡眠中度过。人们在紧张的学习、工作和生活之后，通过睡眠消除疲劳、恢复体力、增强免疫力、促进生长发育。只有保证充足和高效的睡眠，才能保证人们健康的体魄和充沛的精力。正因为如此重要，每年的 3 月 21 日被定为"世界睡眠日"。

一、与睡眠相关的一些关键词

（一）睡眠分类

睡眠分为夜间睡眠和午睡，但平常我们所说的睡眠主要指的是夜间睡眠。一个人可以不午睡，但决不能夜晚不睡。睡眠是最好的节能、储备、充电方式，是消除疲劳、走出亚健康的良方。

（二）睡眠质量

判断睡眠状况如何，时间只是一个方面，更重要的是睡眠的质量。如果睡醒后精神振奋、疲劳消失、精力充沛，那么这样的睡眠是合格的。相反，如果醒来感觉疲惫、精力不足，那么即便睡眠时间足够，睡眠依旧存在问题。睡眠不足，会引起一些疾病，首先会引发窦性心动过速或室上性心动过速，增加心肌梗死和脑卒中的风险。

（三）睡眠周期

调整睡眠周期。按时作息能够帮助身体建立生物钟，设个时间点，晚上什么时候睡，早上何时起床，最后就能建立生物钟，身体会自然调节到能按照这个时间作息。

（四）睡商

睡商，简单地说就是睡眠的阈值。阈值越低，就越容易入睡；阈值越高，就越容易失眠。如果说情商高的人会更容易成功，那么睡商高的人则更容易感到满足和幸福。有些人虽然睡眠时间长，但质量不高，总是做梦，也很容易惊醒，这种人就算睡得再多，也还是会觉得精力不济。而睡眠质量高的人，就算睡眠时间只有短短的四五个小时，脑细胞修复得非常快，办事效率也高。睡商高的人有个特点，就是特别的乐观、不纠结，心胸也特别的坦荡。

一个睡得好的人，是不会那么容易患上抑郁症的。而睡不好的人，除了精神疲倦，还容易忧郁、悲观甚至迁怒旁人，既影响人际关系也影响财运。睡得好，可以成为多赚钱的一个非常有利的因素。大凡成功的创业者，除了高情商，还有高睡商，虽然睡得少，但睡得精，也没有时间去胡思乱想、伤春悲秋，所以说睡商高的人更容易成功。

人体有些自然节律，例如激素的分泌（主要指内分泌）就会跟着时间走，睡眠不仅会影响它，它也会反过来影响睡眠。例如，许多人在22:00可能挺累，此时睡也就睡了，这不仅有利于褪黑素等激素的分泌，而且这些激素分泌也会带来更好的睡眠体验。但如果错过这一时间段，到了凌晨，体内另一些让人兴奋的激素水平升高，可能要过好久才能入睡。有人称这种情况为"走困"。

睡眠专家发现人类的睡眠倾向于两段式睡眠，一次在晚上，中心体温和清醒程度会同时下降；另一次发生在下午，只是程度较夜间轻微。

能睡好，身体好，才是真的好 。从某种意义上讲，充足而高质量的睡眠是健康长寿的根基。

（五）高质量睡眠

好的睡眠质量标准为：

1. 入睡快，上床后 5 ~ 15 分钟进入睡眠状态。

2. 睡眠深，睡中呼吸匀长，无鼾声，不易惊醒。

3. 无起夜，梦少。

4. 起床快，早起精神好。

5. 白天头脑清醒，工作效率高。

二、晚间睡眠

睡觉为什么如此重要？那就是老子讲的"一阴一阳谓之道"。晚间睡眠是养精蓄锐，白天工作、学习是能量的释放，阴阳各半，缺一不可。《黄帝内经》讲"气以壮胆""藏府取决于胆"。23:00～次日1:00是子时，为阴阳交会、水火交泰之际，称为"合阴"，是一天中阴气最重的时间，按照"阴主静，阳主动"的原则，静卧正当时。人在睡眠中养蓄了胆气，如果不睡觉消耗了胆气，严重者出现"怯症"，即现代医学讲的抑郁症，表现为：惕惕不安，似有人捕之，气短，多疑，重者更甚。傍晚如果仍然做兴奋的事情，比如跳广场舞，那阳气就收不回来，阴气占不了主导地位就难以入睡，所以晚上在21:00以后就要安静下来。

（一）何时睡最健康

首先，晚上以22:00～23:00上床为佳。因为人的深度睡眠时间在半夜24:00至次日凌晨3:00，而人在睡后一个半小时就能进入深度睡眠状态。中午12:00～13:30，凌晨2:00～3:30，这时人体精力下降、反应迟缓、思维减慢、情绪低下，利于人体转入慢波睡眠，以进入甜美的梦乡，能取得较好的睡眠质量。所以人称"吃人参不如睡五更"。

其次，看"天时"。《黄帝内经》提到，养生的作息应当与大自然的节律同步。正所谓"日出而作，日入而息"，睡眠的时间与天黑的时间息息相关。

最后，顺应季节。春、夏季天黑得晚、亮得早，适合"晚睡早起"，健康人只要顺应天时，不故意熬夜，即便每天睡六七个小时也不觉得累。冬季天黑得早、亮得晚，加上气温低，最适合"早睡晚起"，所以很多人不睡八九个小时就觉得不够。从健康考虑，不建议过早起床，更不要过早外出活动，这也是顺应天时。冬季最适合晚上 11:00 入睡，早上 7:00 ～ 8:00 起床，这样不仅睡眠时间充足，而且符合自然作息规律，在 23:00 之前入睡有利养阴，7:00 ～ 8:00 天亮了才起，正好外界温度上升，阳气生发，此时活动比较好。对于中老年人来说，这样甚至还可以降低一些心脑血管病突然发作的风险。

（二）该睡多久

并不是睡眠时间越长，寿命越长。研究发现，20 世纪以来，人们的睡眠时间以每年 0.71 分钟的速度递减，一般地说，最佳睡眠时长在每日 7 ～ 8 小时之间，过长或过短都不利于健康。睡眠时间减少或增加，患心血管疾病的风险都有可能增加，死亡率提高。每晚平均睡眠 7 ～ 8 小时者与不到 4 小时者相比，后者死亡率是前者的 2 倍。但平均每晚睡 10 小时以上者，约有 80% 的人寿命较短，而且睡眠过长和过短的人，自杀率也较高。

首先，该睡多长时间因人而异。有些人的睡眠时间虽然长期低于建议睡眠时长，但他们却拥有更高质量的睡眠。个体差异的确存在，衡量睡眠是否充足的一个标准就是看第二天你是否感觉很清醒，精力充沛。

其次，看年龄。不同年龄的人睡眠时间是完全不同的，对于成年人来说，通常认为是在 8 小时上下；对于老年人来说，一般能保证每天 5 ～ 6 个小时就很不错了。

（三）几点起床最健康

起得过早，阳气没有升起来，人就乏力，乏力的同时还爱发脾气，因为阳气受阻为火气，所以人就脾气大。起得越晚，睡得越久，有时反而越累。到底几点起床才算健康？ 6:00 起床，是相对四季都适宜的时间，既保证了充足的睡眠，又能使阳气及时升发。春、夏迟睡早起；秋时早睡早起；冬日，古人主张“早卧迟起”。早睡以养阳气，迟起以固阴精。

（四）提高睡眠质量的方法

1. 不要打破睡眠习惯，每晚按时就寝。不少人不困不睡觉，事实上困倦是大脑相当疲劳的表现，不应该等到困倦时再去睡觉。养成按时就寝的好习惯，不仅可以保护大脑，容易入睡，还能提高睡眠质量，改善失眠。中国睡眠研究会发现，近8成重大交通事故与司机睡眠不足有关。连续17个小时不睡觉驾车的危害等同于醉驾。

2. 晚饭早点吃　可以喝些少量的、甜的东西，不要喝含咖啡因的饮品。

3. 定期运动　体育锻炼对入睡速度和睡眠质量都很有好处，但要避免在睡前2小时做剧烈的运动或体力劳动，以防运动后身体过于兴奋，影响夜间睡眠。

4. 睡前不要进行紧张的脑力劳动。

5. 睡前要养成用温水洗脚的习惯　这能促进下肢血液循环，有利于很快入眠。有条件时最好泡个热水澡，注意水的温度要在38℃左右最好，泡20分钟左右效果会更好，可以睡得更香。

6. 关掉所有的电子产品　为了能够进入睡眠状态，身体会自动调节荷尔蒙水平，分泌褪黑素，褪黑素能让人天一黑就觉得困乏想睡觉。电脑、手机、平板或电视等电子产品发出的蓝光对褪黑素形成的干扰甚于白光，电脑屏幕发出的光也会带来相似影响，电视中的画面、声音会令人持续兴奋，会阻碍人体调节生物钟。如果打算睡觉，提前一个小时告别显示屏，中止微信、微博、淘宝……

7. 把室温调低，控制在18度左右　适宜睡眠的最佳室温在15.6℃~22.2℃，保持卧室温度清爽宜人，稍冷的温度更容易产生睡意并能防止夜间出汗。

8. 避免光线，屏蔽噪音　降低周围噪音的影响，可以听轻柔、放松的音乐，有些音乐已经被认为可以帮助睡眠。

9. 慎用助眠药物　助眠药物虽有助快速入睡，但会有各种副作用，即便要用，控制在短期内，见好就收，以免长期服用产生依赖性。

10. 睡衣要干净、宽松舒适。

11. 如果半夜醒来，不要过分关注当时几点、已经睡了多久，只需默默努力重新回到睡眠中。

12. 定期换床垫，确保床垫舒适　床垫使用到 7 年时，就要考虑换床垫了，或者感到床垫"睡着不舒服"就应更换。更换旧床垫能改善人的受力点，减轻腰背疼痛。

13. 及时更换枕头　仿羽绒枕头和聚酯填充枕头应在使用 1 ~ 2 年后更换，记忆海绵、乳胶、羽绒、荞麦皮等枕头使用得当，可以适当延长使用时间。一般情况下，睡下时，枕头的高度约为本人的一拳高或侧卧恰与肩平，这样无论是仰卧还是侧卧，枕头高度都可以维持颈椎的正常生理状态，是最舒适的高度。枕头过高，会使颈部某些局部肌肉过度紧张、劳损、挛缩，引起颈部神经根和血管受刺激或压迫，出现反射性痉挛；枕头过低，脑内静脉回流变慢，出现头胀、烦躁、失眠等不适。枕头过软，会让头部陷入进去，影响呼吸；枕头过硬，头部与枕头接触面过少，可能对局部神经的压迫过大，第二天可能会产生头、颈、背、臂、手等处的麻木或者疼痛。枕头不宜过宽，以 0.15 ~ 0.2 米最合适。过宽会造成颈部关节肌肉紧张。

14. 不良睡姿对心肺造成不良影响　不良睡姿也会给心脏造成压力，引发心律失常，比如俯卧会压迫心脏和肺部，影响呼吸。取右侧卧的睡姿，保持身体自然屈曲，这样有利于血液回流，可减轻心脏负担。

15. 如果失眠可以数"绵羊"　试着从 300 往回数，你会发现你都不知道自己数到几，然后就睡着了。因为你从 300 往下数，必须要思想高度集中，才能正确地数，一旦高度集中精力这样就容易疲劳，就自然而然地睡着了。

16. 每周都要换床单，保证卧室的空气流通。

17. 选择合适的床品　应选用排汗、透气材料制成的床品，如纯棉、毛织品、丝绸、竹纤维和亚麻等。聚酯、合成缎等材料无法排出湿气，会越睡越热。床品的材料应该摸起来顺滑、舒适。如果对灰尘或霉菌过敏，则应选用抗过敏的床垫和枕套，并经常清洗。被：宜柔软、宜宽大、宜保温、宜轻不宜重，材料以细棉布为最好。褥：宜软而厚，厚度随天气冷暖加减。睡衣：以宽大、无领、无扣，不使颈、胸、腰受束为宜，以宽长松、吸汗、舒适、遮风为原则。睡帽与肚兜：老年人冬天宜戴睡帽，四季带肚兜。

三、午睡

中午不睡，下午崩溃，大多数人都需要睡午觉。然而也有人疑惑，为什么有时候午睡醒后头疼、腰酸、精神呆滞、眼睛无法聚焦？为什么越睡越没精神？那是因为还没学会午睡。午睡已经成为人们的一种习惯，午睡可以助人健康长寿。适当的午睡可以帮心脏休息。

（一）午睡的益处

时间充足的午睡能加强注意力、加深记忆、改善心血管、缓解抑郁以及促进新陈代谢。午睡是最便宜，也没有任何副作用的身体"保健法"，有以下好处：

1. 防病健体　经常午睡可降低心脏病危险。每周至少午睡 3 次，每次至少 30 分钟，可以使冠心病死亡风险降低 37%。因为午睡可以舒缓心血管系统压力，降低身体紧张度。

2. 激发创造力　短短的午睡之后，紧张的神经得到放松，大脑运作恢复正常，思路全面打开，迅速走出工作僵局。

3. 提高记忆力　午睡 30 ~ 60 分钟的受试者晚上更可能获得高质量睡眠。睡眠中，大脑能更好地处理和重组信息，从而巩固已学的知识，腾出更多空间存储新信息。

4. 让身材更苗条　睡眠被强制剥夺，甚至会导致不进食也发胖。除了健康饮食和运动锻炼，午睡也是维持身材苗条的秘方。

（二）健康午睡的方法

午睡的最好时机一般是在被称为第二睡眠周期的 12:00 ~ 15:00 之间，时长最好在 20 ~ 30 分钟内，不要超过 30 分钟。睡眠时间过长容易进入深度睡眠，反而会影响晚上的睡眠。

1. 不疲劳也该躺下休息 有时候会觉得中午老是睡不着，千万不要觉得不疲劳或睡不着就起来继续工作，而应该躺下休息，因为休息和不休息会有很大不同。即使不睡着只躺下休息20分钟，也会像睡了一觉一样，精神和体力都能得到较好的恢复。

2. 不宜饭后立即午睡 午饭后先做些轻微的活动，如散步等，大约半小时后再午睡，这样有利于食物的消化吸收。

3. 午休时一定要保暖，盖好衣被 因为人在入睡后体温相对较低，入睡和清醒时的冷热不均容易引发感冒等疾病。

4. 没有床也要打个盹，有助性健康 三分之一的女性觉得自己太疲劳了，以至于连性欲都没了。20多岁的男性如果每天睡眠时间不到5个小时，其体内的睾丸激素水平只相当于15岁的男孩。睾丸激素水平下降会降低性欲和在性生活中的"操作能力"。

5. 午睡注意卫生 睡前不要吃太油腻的食物，也不要吃得太饱，因为油腻会增加血黏稠度，加重冠状动脉病变；过饱会加重胃的消化负担。睡醒之后可以喝杯水，以稀释血液，然后可以进行一些散步等的轻度活动。

6. 不要坐着或趴着打盹 这样容易导致多处神经受到挤压，两臂、脸部、手脚都发麻，如果压迫到眼球，很有可能出现暂时的视力模糊，长时间如此，会形成高度近视，甚至演变成青光眼；趴着睡不能维持正确的坐姿，脊椎无法"舒展"，很可能会导致腰椎间盘突出。

四、失眠

（一）失眠的概况

失眠可出现入睡困难、睡眠浅、做噩梦、易醒、早醒、醒来后疲乏等症状，睡眠质量大打折扣。失眠严重威胁人们的身心健康，成为人类健康杀手。

失眠与个人生活习惯有关，很多失眠症状是可以改善甚至消除的。我们都会有体会，只要遇到烦心的事情，晚上就容易失眠，这种状况通常会随着事情的解决而好转。但如果过分地关注这种偶然性的失眠，失眠就很容易形成恶性循环而演化成焦虑性失眠。焦虑性失眠的人，很多是因为害怕失眠而睡不着。如果实在睡不着就别较劲，先找点事情干。放松了对失眠的警惕，焦虑感就会逐渐消失，使"困了就睡"成为顺其自然的事。目前，我国有30%的人群患有睡眠障碍。

失眠对生活质量的影响很大，但相当多的人没有得到合理的诊断和治疗。工作或者不良生活习惯可以打乱睡眠节律，使免疫力下降、记忆力减退、反应迟钝、机体各系统失去平衡，以致各种疾病发生。常见的睡眠呼吸暂停综合征可使人的血氧含量降低，进而损伤血管影响心脏健康，增加冠心病的死亡风险。并且80%的交通事故与驾驶员睡眠不足有关。

（二）失眠的防范

1. 消除对失眠的恐惧感　昨天半夜2:00才睡着，今晚12:00怎么还不困？"想入睡，怕失眠"的想法会让脑细胞兴奋，进入越怕失眠越难入睡的怪圈。失眠者往往有一种体验，越恐惧失眠反而越失眠。

2. 了解睡眠的生理过程，解除焦虑　大脑皮层的高级神经活动有兴奋与抑制两个过程。白天时脑细胞处于兴奋状态，到了夜晚就需要休整进入抑制状态。大脑皮层的兴奋与抑制相互交替形成周而复始的睡眠节律。如果平时谈失眠色变，睡前如临大敌，其焦虑情绪会带来身体紧张，加重入睡困难。

3. 失眠后不要在白天补觉　一般夜里失眠的人习惯在早上多睡一会儿懒觉，或者白天睡一觉补回来。遗憾的是，睡眠是补不回来的。人体的生物节律与昼夜节律一致，白天兴奋而夜晚安静才是正常规律。"一日之计在于晨"，早晨人体的交感神经系统活跃，阳气需要升发，此时睡眠容易使自主神经功能紊乱，阳气受到遏抑。更重要的是，早晨补觉的心理强化了失眠带来的失落感，人的一天从沮丧开始，则整日都会被笼罩在不良暗示之下，生活的热情也被打消了不少。如果实在要补觉的话，先不要着急，可以在晚上早一点入睡。如此一来，白天被动的补觉变为晚上主动早睡多睡，心情就大不一样了。

五、熬夜

熬夜对身体百害而无一利。对于熬夜族而言，身体是在超负荷工作，容易出现功能性紊乱。熬夜时人的生活往往不规律，因为要熬夜，有的人晚餐会吃得比较多，还有的人熬夜时饿了也会大吃一顿，因此熬夜者也常有肠胃疾病，如消化不良、便秘等。熬夜使人经常疲劳、精神不振、身体抵抗力下降。人体的功能是一个紧密的系统，胃肠功能紊乱，自然也会导致抵抗力下降。这主要是因为熬夜时人的正常生理周期被破坏，人体的正常"应答"系统遭到破坏，抵抗力也就会随之下降。

最后，熬夜还会造成视力、记忆力下降，皮肤受损。长时间超负荷用眼，还会使眼睛出现疼痛、干涩、发胀等问题，甚至患上干眼症。此外，眼肌的疲劳还会导致视力下降。长期熬夜造成的过度劳累还可能诱发中心性视网膜炎，出现视力模糊，视野中心有黑影，视物扭曲、变形、缩小。熬夜还会使血压和胆固醇升高，这些都会带来健康风险。

第九节　娱乐养生

娱乐活动内容丰富，形式多样，如琴、棋、书、画、花木、垂钓、旅游观光、艺术欣赏等。

娱乐养生指通过轻松愉快、活泼多样的活动，在美好的生活氛围与高雅的情趣之中，使人们舒畅情志、怡养心神，增加智慧、活动筋骨、疏通气血、锻炼身体、增强体质，寓养生于娱乐之中，从而达到养神健形，益寿延年目的的养生方法。娱乐养生是将养生与娱乐巧妙地相结合的一种形式，养、乐结合，寓养于乐。娱乐养生要因人而异，只求调养，和谐适度。

一、乐器

古琴，是我国一种古老的富有民族特色的弹弦乐器，因它常与瑟一起演奏，故琴瑟并称。琴瑟之音，即指音色优美动听的乐曲，广义上讲，即指音乐。音乐可以自娱，也可以欣赏。包括唱歌与演奏乐曲。

养生的音乐，是指那些文明健康、美妙动听而感人的音乐。

二、棋类

我国的棋类很多，如围棋、象棋、军棋等。下棋可以养性益智，锻炼思维，舒畅心情。但要注意不要恋棋，要情绪稳定，更不要挑灯夜战。

三、书画

指书法与绘画，习书作画系指自己动手，或练字或作画，融学习、健身与艺术于一体。书画欣赏，在艺术的享受中达到养生健身的目的。它能静心宁神，放松心情。书画要想取得一定的成绩，要持之以恒，不可操之过急，须知功到自然成。

四、旅游

通过旅游可以领略自然风光，呼吸新鲜空气，陶冶性情，增长阅历，锻炼身体。根据不同目的选择不同的项目、目的地、气候。不可过劳，避免意外事件。

五、花木

花木不仅美化环境，使人心情舒畅；而且花木自身的芳香令人心醉神往；种植花木还能使人学习有关知识，掌握新技术，活动身体，丰富生活情趣。有研究发现，人到绿色的花园里，皮肤温度可以降低1℃～2℃，脉搏减少4～8次/分，呼吸慢而均匀，血流减慢，紧张的神经可以松弛。树叶可以吸收声波，减低噪音，在庭院或阳台栽种花草，还能学到一些有关知识，提高艺术文化素养，增添乐趣。

鲜花不仅颜色令人赏心悦目，它的香味中，含有一种既能净化空气、又能杀菌灭毒的物质——芳香油。芳香油的气味，有沁人心脾的快感。有些花的香味还有镇静、催眠、健脑的作用。

六、垂钓

垂钓可以陶冶情趣，练意养神，磨炼意志，但要注意安全，时间适度，不宜久坐。

第十节　洗澡养生

洗澡，雅称沐浴。"沐"古时指洗头，"浴"指洗身体。现在"沐浴"合二为一。

沐浴也可养生，它所指的是用水、日光、空气、泥沙等有形的或无形的天然因素来沐浴，防病健身。

一、冷水浴

冷水浴利用低于25℃的水，以水浴面、擦身、浴足、淋浴、冲淋、浸浴或游泳等形式进行强身锻炼，四季均可，老少皆宜。它可以增强循环、消化、神经系统功能，提高抗寒能力。冷水浴应注意从夏到冬、从温到凉、从局部到全身，宜早不宜晚。暖季不要超过5分钟，冷季不要超过2分钟。

二、热水浴（包括冷热交替浴）

热水浴是温热水浴的统称，水温在36℃～38℃者称为温水浴；水温在38℃以上者为热水浴；二者交替使用者叫冷热水交替浴。它可用盆洗、池泡，也可以全身淋浴，面浴、足浴等局部浴。它能松弛紧张情绪，振奋精神，活血通络。一般说来，夏天每天至少一次，春秋每周一次即可，冬天十天一次为宜。

洗澡时间过长有害皮肤。夏天容易出汗，人们更爱冲凉，有洁癖的人更是洗了又洗。不过专家提醒，洗澡时间不宜过长。人的皮肤表面有层偏酸性的皮脂，有天然保湿因子，可以保持皮肤水润及正常形态。过度洗涤、使用碱性洗浴用品，都会洗掉这层屏障，皮肤就会变得敏感，一些有洁癖的人清洗过度，反而容易有皮肤问题等。夏季要保持皮肤健康，一是适度清洁，不能过度洗，也不能洗不干净；二是做好基础保湿；三是选择合适的防晒用品。

三、蒸汽浴

蒸气浴系指在一间特殊结构的房间里将蒸气加热，人在蒸气的房间里淋浴，又被称为桑拿（Sauna）或芬兰浴，有干热蒸气浴与湿热蒸气浴之分。它可以促进人体新陈代谢，加快血液循环，改善呼吸功能，缓解疲劳。

选择蒸气浴时要根据个人体质选定适当温度、湿度与停留时间。

四、矿泉浴

矿泉浴系指用一定温度、压力、不同成分的矿泉水沐浴。有浸浴、直喷浴、运动浴三种。由于矿泉所含化学成分差异大，如硫磺泉对治疗皮肤病有效，所以沐浴时，要根据医生的建议，有所选择。矿泉浴适宜的温度为38℃～40℃，一般每次15～20分钟，以浴后感觉舒适为度。每个疗程为20～30次，可每日一次，两个疗程间应休息7～10天。

温热的矿泉水，可促使毛细管扩张，加快血液循环，沐浴时由于水的机械浮力及静压力作用，可起到按摩、收敛、消肿、止痛功用。矿泉中的特殊化学作用或药物作用，各种矿泉中的所含成分不同，对人体的作用也各异。

需要注意的是，在矿泉浴开始时也有可能出现全身不适的矿泉浴反应。全身反应可表现为疲劳、失眠、心慌、眩晕以及全身皮疹等现象；局部反应为患处疼痛、肿胀等，如果反应轻微，则无须停止沐浴。

五、泥浴

泥浴指用海泥、湖泥等泥类物质敷于身体，或在特制的泥浆里浸泡，以达到健身除病的目的。

六、砂浴

砂浴系将全身或身体的一部分埋入清洁的、适宜温度的砂（海砂、河砂或沙漠砂）中，利用其温热和摩擦等作用，以健身祛病的一种方法。

七、空气浴

空气浴是指全裸或半裸直接接触富含新鲜空气的森林、水旁、公园等地方散步、慢跑、打拳或练气功等体育活动，以祛病、健身。在森林中进行的空气浴又称森林浴。

空气浴是利用空气的温度、湿度、气流、气压散射的日光和阴离子等物理因素对人体的作用，以达到祛病健身的一种方法。空气浴又分为呼吸法和空气外浴法。

八、日光浴

日光浴指通过晒太阳而健身的一种方法，古代称之为"晒疗"。

九、海水浴

海水浴通俗的讲就是到海里游泳。

十、石油浴

在阿塞拜疆还有一种石油浴，对关节炎、皮肤病很有帮助。

第十一节　减肥养生

如果你的体重超重了，就应该把体重减下来，瘦身可以降低糖尿病、心脏病和其他疾病发生的可能。腹部的脂肪对人体的伤害很大，所以应重点减掉腹部脂肪。一项对西班牙裔和非洲裔美国人为期 5 年的研究表明，高纤维饮食和定期锻炼是减少腹部脂肪的有效方法。

一、微胖

现代人多以瘦为美，胖子变得不受待见。从医学角度看，太胖的确会增加多种疾病的风险，但过度追求骨感也是误区。稍微胖一点才是既好看又健康的身材，任何年龄段的人都不应该过分减肥。

衡量人体胖瘦，国际上通用一项指标：体重指数（BMI）＝体重（公斤）/身高（米）^{2}。中国、日本、韩国等东亚人群将 BMI 控制在 22.6 至 27.4，死亡风险最低，高于或低于这一范围的人，死于癌症、心脑血管疾病或其他疾病的风险都会增加。

微胖的优势在中老年群体中更为突出。其原因在于，适量的皮下脂肪能够储存能量、抵抗寒冷、提高免疫力、保护重要器官，从而延缓衰老。生活中，很多老人由于害怕患上慢性病或加重病情，很多食物都不敢吃，一味控制摄入量，往往适得其反，导致热量和蛋白质摄入不足，出现缺铁性贫血、免疫力下降等问题。

如何通过饮食控制体重？过瘦的老人可通过以下方法适度增加体重：除一日三餐外，增加 2 至 3 次简餐；吃些牛奶、坚果等热量较高的零食；适量运动，增进食欲；调节心情，保证睡眠时间充足。过于肥胖的中老年人也应减重，方法是：多吃果蔬、魔芋等低热量食物；少吃糖果类及含糖饮料等高热量食物；多喝绿豆、玉米等杂粮粥；适量减少肥肉、内脏等动物脂肪摄入；每天坚持运动。

二、微胖最长寿

日本做过一项对 5 万名年龄为 40 ～ 79 岁的人进行的长达 12 年的跟踪调查。根据体重指数把年龄为 40 岁的研究对象分为四个级别，体重指数：正常范围，18.5 至 25；偏瘦，18.5 以下；微胖，25 至 30；肥胖，30以上。日本的医学专家研究显示，在 40 岁时，体重略微超重的人要比过瘦的人多活 6 至 7 年，后者的平均预期寿命要比肥胖的人少 5 年左右。微胖的人在体能、抗病力、抗癌力等方面，都优于偏瘦的人，略胖者更能长寿。

美国的一项针对 600 万人、长达 40 年的调查也发现，超过标准体重10% 至 15% 的人寿命最长。

第十二节　以笑养生

英国文艺复兴时期著名戏剧家、诗人莎士比亚说："如果你一天中没有笑一笑，那你这一天就算白活了！"俄国生理学家巴甫洛夫说："乐观是养生的唯一秘诀。"世纪老人、著名作家冰心说："对我来说，保持健康的方法，不是讲营养、吃补药，而是一句话：'在微笑中写作。'我写了一辈子，虽然年纪大了，但从未停笔，心情总是乐观的，写作使我增加了旺盛的活力。"有人请教我国戏剧界 88 岁著名导演黄佐临的养生之道，答曰："笑！"他的座右铭是："开口便笑，笑古笑今，凡事付之一笑；大肚能容，容天容地，于人何所不容？"

笑是一种特殊的健身运动，微笑的时候，嘴角上扬，甜美迷人；微笑的时候，气色会变得红润，光鲜迷人；微笑的时候，浑身散发青春活力，比任何保养品的效果都要好。另一方面，经常笑还可以抗癌、减压，帮助长寿！因此，从现在开始，多看看喜剧电影，多听听相声，多看些幽默笑话。笑，可带动面部表情肌肉和胸腹部肌肉运动，捧腹大笑时连同四肢的肌肉也一起运动，笑对肌肉、骨、关节都有很好的锻炼作用。一次微笑会牵动 17 块肌肉，使面部、颈部及腹部肌肉收缩，从而使血液循环加快，促进全身新陈代谢，有助于提高机体的抗病能力。法国医生指出，放声大笑是一种吸氧的过程，氧气进入血液，促进血液循环，加速代谢血液中导致机体功能衰退的毒素，人体内的糖分、脂肪和乳酸也可以更快分解。笑能使肺部扩张、肺活量增大，清除呼吸道异物，提高呼吸系统机能。笑是最好的放松，笑有明显的提肛作用，对脱肛、痔疮、便秘以及某些妇科病有一定的疗效。

笑还可以促进消化。愉快的情绪可增加消化液的分泌，喜悦的笑声能促进消化道的活动，从而增进食欲，有助于食物的消化和吸收。

笑是呼吸系统的"保护神"。随着欢声笑语，能使人不由自主地进行深呼吸，犹如做呼吸体操，把呼吸道的分泌物排出。此外，笑能调节心理活动，克服孤独寂寞的抑郁心理，有助于个人更好地适应外界环境。有心理学家在分析压力对人体所造成的影响后指出：只要笑声一出，身体便会瞬间松弛下来，因笑能抑制皮质醇和肾上腺素分泌，化解压力所带来的损害。最近，美国医生指出，人的笑由右脑额叶前部皮层控制，它同时主管人的情绪。每笑一次，就能刺激多种激素产生，这对维持人体健康十分重要。人在笑时，注意力被转移，肌肉放松，可以缓解头痛、背痛、腹痛、肌肉痛等症状。一位日本医生利用笑声治疗癌症和其他病——他将笑声和优美动听的谈话录下来让病人听，中间加录了诸如"我的身体有能力战胜疾病"之类的积极的话，通过潜意识提高病人的免疫力。国外已有一些康复医院专门聘请喜剧演员定期到医院表演，使病房充满欢声笑语，促进病人早日康复。常笑，多幽默。心理学家认为，人不是因为高兴才笑，而是因为笑才高兴，不是因悲伤才哭，而是因为哭才悲伤。生活中要少愁多笑，"笑一笑，十年少；愁一愁，白了头"。笑可以起到锻炼心脏、松弛肌肉、提高基础代谢等作用。

国外还有许多五花八门关于笑的节日、机构。美国有一些笑诊所、笑医院；巴西电话局设有一个专门播放笑声的电话；德国每年定期举行笑比赛，还有"笑咨询公司"；加拿大将入夏的第一天定为"笑节"；英国伦敦有一家笑俱乐部。印度医生丹·卡塔里亚（Dan Catania）建立多家"欢笑诊所"，把笑当药卖，并把"欢笑诊所"开到了美国、法国、德国。

英国著名化学家法拉第（Michael Faraday）年轻时，因工作过分紧张，精神失调，经常头痛失眠，虽经长期药物治疗，仍无起色。后来，一位名医对他进行了仔细检查，并没有开药方，只是笑呵呵地说了一句英国俗语："一个小丑进城，胜过一打医生。"便扬长而去。法拉第对这话细加品味，终于悟出其中奥妙。从此以后，法拉第常常抽空去看滑稽戏、马戏和喜剧，经常高兴得发笑。这样愉快的心境，使他的健康状况大为好转，头痛和失眠都不药而愈。药能医病，笑可医心。

笑有大笑、微笑，笑必须是真心的。不要嬉皮笑脸，皮笑肉不笑。笑是不花钱的健康良药，但对老年人来说，大笑要适度，以免引起诸如心肌梗死，或其他一些疾病的加重。

第十三节　房室养生

房室养生系指根据人体的生理特点与生命的规律，采取健康的性行为以防病保健，提高生活质量，是健康长寿不可或缺的组成部分。

性，关系着人类的繁衍与健康，是人生欢乐的源泉，关系着家庭和社会的稳定，关系着精神文明的进步和社会的发展。性生活具有生育、健康、享乐三大功能。

因此在科学领域中派生出一门性科学。性科学是以性医学（包括性生物学、性临床医学与性药学等）、性心理学和性社会科学等组成的一个综合的、全面的、多学科的理论体系。性科学所研究的对象不仅是人类的性生理和性疾患，还包括了人类的性生理、性观念、性行为、性关系等各方面。还与生物学、医学、心理学、社会学、美学、人类学、历史学、伦理学、法学、教育学、文学等学科配合与渗透。

影响人类长寿的因素中，缺乏和谐的婚姻生活（40 岁以上仍独居或离婚后未再婚以及 40 岁以下丧偶）位列前茅。韩国专家发现，离婚男女平均寿命比有配偶者短 5 ~ 10 年。因此，爱情也是长寿之源。

性欲是人类的一种本能的原始驱动力，性行为是人的生理与心理需要，以享乐与繁衍后代为目的。性生活不仅是人的本能，它是全身心的高强度运动，完美的性生活对健康有着多方面的、其他任何锻炼不可取代的作用，是一种特殊的锻炼方式。对男性来讲，由于睾酮分泌增多，使肌肉发达有力；对于女性而言，可使卵巢功能增强，推迟更年期，对人体健康起着非常重要的作用。研究发现，适当频率的性生活可以延年益寿。

一、益处

性生活是大部分成年人生活的一部分，并且，健康的性生活可以让人非常的"性福"。认真了解一下性活动如何增加人的寿命、改善生活和身心健康，对很多人来讲是大开眼界的事情。一般来说，性爱是非常隐秘的私生活，注定不可能成为大家茶余饭后的谈资。根据专家的意见，性生活对人体的好处有多方面，而且这种好处既不是趣闻轶事，也不是谣言八卦。

1. 减缓压力　性生活最大的好处是降低血压，全面减少心理压力，促进代谢和活力，使人精神抖擞，神采奕奕。美满的性生活可以保持良好的精神状态。也有研究发现拥抱与女性血压降低有联系。

2. 促进免疫功能　威尔克斯大学的科学家从 112 名经常进行性生活的大学生处收集了含有 lgA 的唾液样本。经常性爱也就是每星期一两次的那一组，其唾液中所含 lgA 的水平比禁欲、每周一次或者性爱过于频繁的人都高，这种抗体会增加抵抗力，使之免受感冒和其他感染之苦。

3. 燃烧热量　性交是一种锻炼方式。性交 30 分钟会燃烧掉 85 卡路里或者更多热量，尽管乍一看上去消耗的热量不算高，但是累积到 42.5 小时就会燃烧掉 3570 卡路里，减掉体重。

4. 改善心血管健康 研究发现，性交频率与心脏病发作没有关系。但是与每个月性交一次的男性相比，每星期性交两次以上的男性心脏病卒中等发病率减少一半。

5. 改善自尊心 美国马萨诸塞州坎布里奇的性、婚姻与家庭治疗师，生理学博士吉娜·奥格登（Gina Ogden）说："美妙的性生活从自尊开始，如果性生活体现了爱情、彼此的亲密关系以及你的需要，那它就会改善你的自尊心。"

6. 增进爱情 性高潮时释放的后叶催产素不仅能改善心情，还能感觉与伴侣更亲密，与丈夫接触越多，绝经期女性产生的催产素水平就越高。

7. 缓解疼痛 性爱兴奋会刺激大脑，性高潮是一种天然的止痛剂。对于头疼、关节痛或者经前期综合征都会有所缓解。

8. 降低患癌风险 有规律的性生活能促进机体内内啡肽的分泌，巨噬细胞和抗干扰素的活力增强，有效减少前列腺癌发病率。二十几岁的年轻人，如果经常射精，步入老年的时候会降低前列腺癌发病风险。

9. 增强盆底肌力量 对女性而言，性交时做一些盆底肌训练，也就是常说的凯吉尔运动，会得到很多好处，不仅能享受快乐，还能增强膀胱控制力，从而减少老年出现尿失禁的风险。

10. 改善睡眠 性高潮释放出来的催产素以及促进睡眠的内啡肽促进睡眠。性爱也是一种镇静剂，它能抚慰身体、消除失眠，性生活愈美满，就愈易入睡。

11. 改善月经 女性如果一周有一次性生活，月经周期会更加规律。

12. 用则进，不用则退 美国婚姻专家戴维斯（Davis）指出，性能力也是一项技术活，性爱次数越多，就能激发更多的性爱激素，增强性欲，也锻炼了性能力。

13. 积极的性生活可以延缓衰老的过程，让人永葆青春 性爱可以促进雌激素分泌，让皮肤更光滑，头发更亮泽，特别是使女人看起来更年轻。

二、性生活后的注意事项

1. 不能马上洗澡　性生活前后仔细地清洗男女双方的外生殖器，是防止生殖道炎症，阻断各种传染病的重要措施之一。不少人在性生活后大汗淋漓，觉得全身是汗很不舒服，必须要先洗个澡。对此，专家指出，性爱属于较为剧烈的活动，性爱过后马上洗澡会引发心慌、气喘等症状。尤其是激烈的性生活过后洗凉水澡，会使皮肤血管骤然收缩，大量血液会流回心脏，从而加重心脏的负担。所以要先休息一阵等身体恢复到平静状态时再去洗澡。

2. 不能马上睡觉　男人在性生活后，一般都会感到疲劳，因此，很多人喜欢倒头大睡，认为这样就能够消除疲劳感。其实，事实正好相反。性生活后立刻睡觉不仅会引起女方的不快，也会使得射精后的疲劳感持续到第二天，让人腰酸背痛。性生活后之所以有疲劳感，大多是控制排出精液的中枢神经系统在射精后反射机能一时松弛下来的结果。射精时神经兴奋紧张，射精后神经和脊髓反射神经松弛。年轻人神经灵敏活跃，所以恢复得很快，有的甚至马上恢复。上了年纪的人，神经反应迟钝，恢复的时间相对较长，如果射精后马上入睡，引起疲劳的反射机能继续松弛，疲劳感就难以消失。

3. 不能马上喝冰水　由于在性生活中，交感神经比较兴奋，对比于平时，胃肠道血液也会有所减少。因此，在胃肠黏膜充血未恢复常态之前，马上喝冰水会使胃肠黏膜突然遇冷，会对胃肠有一定的损伤。严重的情况，还可能引起胃肠不适或绞痛。无论是夏天还是冬天，性生活过后若感到口渴，不妨饮用少量温开水或凉白开水，尽量别喝冰水或冰的饮料。

4. 不能马上吹风　性生活后，人体调节体温的能力就会减弱，易受风寒。若直接吹冷风还会造成汗腺排泄孔突然关闭，使汗液潴留无法排出。因此就算在酷暑，也需避免不穿衣服对着空调吹冷风，应盖上薄被。

没有性生活，不仅容易得病，而且影响健康与寿命。因为男女成熟后，性腺排泄欲和两性接触欲始终存在，性生活不仅使夫妻关系更加密切，使家庭和睦幸福，还能预防疾病，促进身心健康。

人为的阻挠或控制正常的性生活，尤其是老年人自我压抑，将造成老年夫妇双方心理与生理伤害，甚至导致疾病，因此老年分居不利健康。性生活不和谐影响健康和寿命。

第十四节　上网养生

科技发达的今天，上网已经成了全民活动，现在电子产品盛行，几乎人手一部。然而，越来越多的弊端越来越显现。特别是手机，杀伤力巨大：灭了座机、电话、照相机，现在正在追杀信用卡；微信先灭了短信，又打残 QQ；报纸输得很惨，电视目前还在苟延残喘；淘宝、天猫、阿里巴巴，把百货商场挤得没法活了。字典、记事本、通讯录，通通被杀得无影无踪。

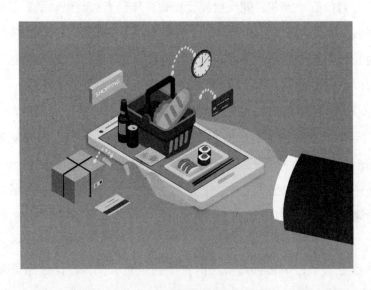

人们越来越依赖手机上网，网瘾越来越大，有人几乎天天上网，日均达 5 ~ 8 小时。手机对有的孩子而言，就如同一个带毒的苹果。玩游戏影响学习、浪费时间已算是小事，还深受黄、赌、毒侵害。不少未成年少女在网络上晒孕肚、晒娃。以至于有的父母喊出："手机，请把我的孩子还给我！"让人痛心疾首，又无可奈何。于是有人感叹：毁掉一个孩子的最好办法是给他一部手机。

手机对孩子的危害有：影响健康、影响视力、睡眠障碍、运动能力低下、患抑郁症、损伤脑神经等等。

一、网瘾的危害

上网成瘾，逐步发展成从成瘾到中毒，现在有些人终日上网，无论上班、休息睡觉、吃饭、如厕，甚至上课、开车无时无刻不在上网。甚至有人因走路上网而误坠湖中、河里。现在网络毒瘾成为青少年的主要"杀手"。网瘾使他们过早地患上了视力退化、眼底动脉硬化、视网膜剥离、黄斑变性等顽固性眼疾。

网瘾的危害越来越显现：

1. 使血压升高。
2. 影响男性生育能力。
3. 引发白内障，甚至青光眼。
4. 致癌嫌疑大。
5. 开车使用手机上网容易引发交通事故。

二、安全使用手机要领

开车不玩手机，走路不玩手机，儿童不宜过早使用手机，不在床上玩手机。每日上网要在1个小时之内。

不用劣质手机；信号不好不用手机；睡前关机，莫放枕边，至少要放在离自己1～2米的地方；充电时人要远离手机；保护视力；手机要经常消毒。不可在加油站的加油枪附近使用手机。不要边走路边接打手机电话，此外，边走路边打手机电话的人坠湖、坠崖、踏空导致死亡的事件常见诸报端。不在手机充电时接听电话，如必须接听，一定移除充电器。不可在床上或木质家具上充电。不可在雷雨中使用手机，如必须使用，一定要远离门窗。

对小孩，其一，要严格控制使用时间，规定每天玩手机的时间，如1小时，怎么分配由孩子自己决定；其二，家长以身作则，用自己的行为去约束孩子。此外，还可以为孩子安排其他有趣的活动，转移其注意力等。

第六章　养老

　　养老，原是一种古代的礼制，择取年老而贤能的人，按时供给酒食，并加以礼敬。主要针对三种人：第一种是古代官员告老还乡，回归田园，颐养天年；第二种是年老在家休养；第三种是年老而不能自给的人。

　　"养老""防老"是老年人避不开的话题，通常我们所指的养老是面向年满 60 岁的老人。如何面对 60 岁后的十至四十年甚至更长的时间，关系到能不能健康幸福地度过晚年。晚年主要分为生活自理期和生活不能自理期。生活自理期，是人生的夕阳红时期，也是尽情地享受人生的时期。但是我们应重点关注的是生活不能自理期，这个阶段是人生的黑色时期，也是人生最难熬的时期。

　　老年阶段有个特点——长度不确定。人生前的几个阶段可以知道它的长度，幼年就是 3 年，童年是 6 年，老年阶段可以从 60 岁到 100 多岁，因人而异。

　　与其他国家相比，中国人最怕老。怕生病，中国 60 岁以上老年人余寿中有 2/3 时间处于带病生存状态。重大疾病发病率和死亡率连年上升，不相匹配的却是国人"未富先老""未富先病"，这是一件很头痛的事情。疾病导致的沉重的精神与经济负担让老年人不敢老、不敢病，害怕孤独。我国目前空巢老人占老年人总数的一半，曾经人口成百上千的村庄，现在只有几十个老人独守。独居老人占老年人总数的近 10%，大多数老年人的晚年只能同配偶居住或独居，孤独也会增加老年痴呆的风险。

一、老年人的新准则

　　一言：天下没有偷懒可得的健康。

二话：对于以往不愉快的事和逆境，不发牢骚、不念旧恶；对于未来的日子不必奢望，但求平安。

三养：保养、营养、修养。

四忘：忘记年龄，忘记钱财，忘记荣辱，忘记烦恼。

五福：有健康的身体谓之福；有兴趣读书谓之福；有知己好友谓之福；有人惦念谓之福；做自己喜欢的事谓之福。

六喜：一喜退而不休，二喜儿女独立，三喜无欲则刚，四喜问心无愧，五喜好友甚多，六喜身体健康。

七乐：知足常乐，闲中作乐，自得其乐，及时行乐，助人为乐，行善是乐，平安最乐。

八点：嘴巴甜一点，脑筋活一点，脾气小一点，度量大一点，心放宽一点，做事多一点，说话轻一点，微笑多一点。

二、退休

人一辈子过得很快，自己觉得走了两步三步就走过了六十岁，要退休了。要把所有的苦难、所有的欢乐，都抛弃在昨日的路上。从今天开始，就大彻大悟地过，此时的我们没有舍不得的江山，腰包里还有一点余钱。

人这一生其实很简单，"眼睛一闭一睁，一天就过去了；眼睛一闭不睁，一生就过去了"。回首过往，几十年的岁月，弹指一挥间。

回想孩提生活，虽粮粗衣短，却天真烂漫；青年时代，虽壮志未酬，却也热血沸腾；壮年之时，遥路艰难，却也征程奋进，迎来事业与家庭的丰收；到了退休，才知不管官多大，不管名多盛，不管多有才华，都归于平淡。过好当下才最重要。

（一）克服"退休后遗症"

1. 四个方面

退休是人生的一大转折，也是人生道路上的另一个起点。这个时候，沉重的工作负担已经卸除，周围环境也随之平静，生活节奏逐渐放慢。退休，预示着原来的生活习惯、经济收入、地位、名誉及话语权等都将发生变化。不适应这种变化，就会产生各种心理障碍，如孤独寂寞、情绪消沉，甚至出现偏离常态的行为。尤其是刚退休，突然闲下来，加之年老健康状况有所下降，会感到无聊、郁闷，甚至悲观，变得多思、多虑、敏感，产生疑虑、焦躁心理。上述现象被称之为"离退休综合征"。这其实是一种心理障碍，会损害人的生理功能，影响免疫力，从而引发和加重各种疾病。可以通过以下四方面克服。

（1）要接受退休的事实，想得开，放得下。重新安排自己的生活，适应新的环境和生活方式，多与亲人朋友沟通、多参加社交活动，使不良情绪尽快释放或转移。

（2）要学会知足常乐。退休后，在精神和物质上都不要期望过高，学会满足。活在当下，不计较、不攀比。知足方能常乐，常乐才能身心健康！

（3）培养生活情趣和爱好。如养花、养鸟、下棋等，使生活丰富多彩，把锻炼身体与有益身心的爱好结合起来。老天爷是公平的，它夺走了青春容颜、强健的体魄，却赐予了我们一颗明净淡然的心。所以，可以欣喜地说："老了，真好。"有了清闲的时光，早一壶清茶，读半日闲书；午一阕舒曲，赏漫空闲云；夜一盏灯火，吟几句诗词。走过人生的一半或三分之二，犹如戏剧接近尾声，演得好坏都在其次了，是非功过只待后人评说。

（4）坚持生活自理。在阳光下晒太阳，在炉火旁打盹，微闭双眼，回忆一生走过的路，想起亲人、朋友，有时微笑，有时叹息。

有了退休生活的幸福秘诀，才能进入老有健康、老有快乐、老有所养、老有所为、老有所学的人生新阶段！

2. 十个切记

（1）切记岁数大了不是本钱。心里不要那么多"应该""不应该"。喊你一声"老头儿"没有什么错，叫你一声"老先生"是对方好教养。有人给你让个座，一定要说声"谢谢"，那是有幸碰到了一个大好人。

（2）切记"想当年"不是人人爱听的话题，要适可而止。

（3）切记少管闲事，特别是家中的事。孙辈的教育是子女的事，不是你的责任。与子女相处，千万不要啰里啰嗦；既要到位又不能越位或错位；大事表个态，听不听别计较。

（4）切记年轻人一定比你忙碌。你想孩子，可以打个电话；孩子想你了，可能连打个电话的时间也没有。千万要记住，为这种事情较真，抱怨多了会"两败俱伤"。孩子来看你，千万不要找理由强留着，能抽出几分钟来看你就是好事了。如果不给孩子一个宽松环境，今后看你的时间会越来越少。

（5）切记自愿付出的事别想着要回报。不要总把为别人做的那些事挂在嘴上。"尊老爱幼"，永远要把"爱幼"放在第一位。因为朝阳总比夕阳更美好。记住"付出"时送给别人的东西，千万不要想着要回来，那会让别人不愉快。

（6）切记不要总想着要改变别人。大冷天邻居家女孩子穿短裙丝袜那是人家喜欢。老伴做事丢三落四，那是多年养成的顽疾。其实你也很难改变自己的习惯。与其这样，不如来个和平共处，这样总比指手画脚更让人喜欢。

（7）切记处事要大度一点。钱多钱少都要爽快大度。子女买东西孝敬你也一定要说声谢谢。把养老金花费好也是一种智慧。人死了钱没花完，还不如生前开朗大度一点。当然积蓄也不能全部花光，毕竟人没死钱先没有了，也不是个办法。

（8）切记邋邋遢遢不是小事。人老了懒一点可以，但千万不要懒在穿衣戴帽、洗刷卫生上。要整洁干净，别因为自己邋邋遢遢影响家庭生态。要知道你的穿戴整洁不是个人的事情，那是家庭的招牌和子女的脸面。你自己不在乎，但很多人是在乎的。

（9）切记千万不要把家里东西样样都存起来，像个旧货店，杂货铺，说不定今后花钱再处理掉也不容易。有些东西要及时更新。

（10）切记不要老想靠子女消除寂寞，根本还是靠自己。放飞是小家庭的梦想，即使自己独守长夜也要勇敢面对。广交朋友，储蓄友谊，才是老年人应当尽早做的事。这样，当你行动不便时，依然可以给新朋友打个电话，去交流美好的话题。

（二）退休必知的大小事

1. 学会享受生活，知足常乐，少发愁，少发火，保持平和的心态。

2. 适当多吃"红黄绿白黑"五种保健食物。

3. 报名老年大学或参加书画班等，老有所学能让人心理更满足。

4. 做点喜欢的事，让精神有所寄托。

5. 少看电视。每天看 6 个小时电视的人比不看电视的人寿命短 5 年。

6. 故地重游，与亲人相聚，共同追忆童年的梦，与老同事、老同学、老战友共叙年轻时的趣闻轶事，也是老年生活的一大乐事。

7. 多走出家门，跟伙伴们一起打打太极拳、跳跳舞、钓钓鱼等，重组自己的活动圈子。

8. 定期体检。

9. 学会给生活做减法。凡事不能给自己太大压力，也不干超体力负荷的事，做事遵循适时、适度、适合原则。

10. 儿女繁忙应体谅。要体谅儿女们工作的繁忙，不给他们增加不必要的麻烦，自己能做的事尽量自己做。人老了更要自重，要想享受到别人的尊重，必须多关心别人，多帮助别人。

11. 人生苦短要高兴。人这一生能有多少天呢？能活到 90 岁的高寿者，算来也才只有 32850 天。我们不得不感叹人生之短暂、岁月似流水，谁也无法阻挡它匆匆远去的脚步，所以，我们活着的时候要珍惜每一分、每一秒的时光，不可虚度时光。

12. 处事大方别计较。退休的人已经进入生命的秋天，对于那些鸡毛蒜皮的小事，大可不必斤斤计较，不妨糊涂一点，省却是非口舌之争。人间多少不平事，以一己之力不可能全部摆平，要学会坦然面对。

退休了，身体的健康最宝贵！多少人挣钱不要命，多少人有病不看病，多少人熬夜不睡觉。直到有一天病床上一躺，才发现钱再多也花不了了，生命只有一回，千万别浪费！

第一节　养老先规划

文学家周大新在他的小说《天黑得很慢》中说："从 60 岁进入老境，到天完全黑下来。天黑之前，人生最后一段路途的光线会逐渐变暗且越来越暗，路越走越艰难，会有五种风景。"因此，要看透人生，尽情珍惜。要理解、看淡最后的日子，做好心理准备，面对现实。

第一种风景，是陪伴身边的人越来越少。父辈、祖辈的亲人大都离你而去；同辈多已自顾不暇；晚辈忙于自己的事情，亲人之间基本上只剩儿女。同事也老了，开始出现疾病，即便是妻子或丈夫也有可能提前撤走，陪伴你的可能只有空荡荡的日子，必须学会独自品尝生活与面对孤独。一天到晚见到的面孔非常有限，如果不想办法出去见人，要别人来见你的机会很少。孤独是这一段路上的一个最大的风景，这时要出去走走，到街坊、到附近的公园里去，打打牌建立新的朋友圈。

第二种风景，是社会的关注度越来越小。无论以前事业曾怎样辉煌，人如何有名气，衰老都会让你变成普通老头和老太太，你得学会安静地待在一角，欣赏后来者的热闹和风光，并且要克服忌妒，不要抱怨。

第三种风景，是前行路上险情不断。骨折、心脑血管堵塞、脑萎缩、癌症等，都可能来拜访你，想不接待都不行。你得学会与疾病共处，带病生活，视病为友，不要再幻想身无一点疾病的安稳日子。保持良好心态，适当运动。

第四种风景，是准备到床上去生活，重返幼年状态。母亲最初把我们带到人世是在床上，经过一生艰难曲折的奋斗，最终还是要回到人生的原点——床，去接受别人的照料。即使你没有病或无疾而终，也要回到床上，到那里躺着。有所不同的是，来时有母亲的照料，准备走时，不一定有亲人照料。即使有人，也可能远不如母亲，更多的可能是面对带着微笑心里厌烦的、无亲无故的护理人员，你得低调甚至你得感恩。

第五种风景，是惦着你的钱的人越来越多。沿途的骗子很多。很多骗子都知道老人们口袋里有些积蓄，于是想尽办法要把钱骗走：打电话、发信息、来邮件；试吃、试穿、试用；快富法、延寿品、开光式，总之，一心想把钱掏空。对此得提高警惕，捂紧钱包，千万不要与他谈钱的事，要谈钱请他找你的儿女去，就不会上当。

面对人生最后的阶段，唯有爱是最重要的，呼唤亲人的爱、社会的爱、他人的爱，同时也要把自己心中的爱发放出来。

一、养老的必备的基本条件

老年总是不期而至，怎么养老？人老了指望谁？就目前国情来看，首先还是要靠自己，其次才是靠儿女。不要指望儿女总在身边。子女有病父母揪心；但父母有病，有时子女能看看、问问，也许就已经算孝顺了。父母对子女的爱是绝对的、无限的，儿女的孝是相对的、有限的。最后靠政府、靠社会。但是，也别幻想社会必须如何善待自己。因此老年人必须要提前作好准备。

第一是老健。健康是人生最大的财富，也是自立的本钱，更是对儿女们最大的支持。只有身体健康，才有更多的机会享受幸福快乐的生活。平时注重三养：吃得营养、注重保养、要有修养。学会爱护、珍惜自己。辛苦一辈子，现在条件允许了，该吃的、该穿的、该玩的就要心安理得地享用。不要放不下儿子、孙子，你也没那本事再管他们那一辈了。

第二是老伴。在这个世界上最亲的不是父母、子女，而是老伴，父母再亲也不能一直被他们疼着，他们会先你而去；子女再亲也不能一直孝顺你，子女有自己的家庭；朋友再好也不能和你时时相聚。能陪你到最后的是不离不弃的老伴。无论开心甜蜜或是艰难困苦，只有老伴才是朝夕相处的亲人，是同甘共苦的生活伴侣。老了才真正懂得，知冷知热的老伴才是这一生最宝贵的财富。世界上最爱你的人永远是你的老伴，虽然会有摩擦，有争执，但真情是永存的，即使是子女也比不了。

第三是老窝。与儿孙同住，生活总不自在。要有个避寒挡雨的属于自己的家，享受自由之乐。要记住：父母的家永远是子女的家，而子女的家从来不是父母的家。金窝银窝不如自己的老窝。因此，保护好自己的老窝，有家在永远都是幸福的。

第四是老本。老年人手中要有点积蓄。钱不是万能的，没有钱是万万不能的。掌握好自己的老底，以备应急，十分重要。不到最后的一天，积蓄不能随便交出去，不进棺材前不分家产。台湾有一林嫂，先生过世留下两双儿女和 500 万美金的遗产，办完丧事后，将遗产均分给四个儿女，他们拿到钱后，不久她就被丢弃到养老院里，儿女们少有去看望，几年后林嫂因抑郁症自杀身亡。几近同时也有一位刘嫂，老公也留下两双儿女和 100 万美金。刘嫂将遗产买成理财产品，住进了高档养老院，靠利息生活，还可以为儿孙来看望的费用买单，最重要的是她立下遗嘱：如果她死去的时候，刚好陪在身旁的，可先分到遗产的一半 。结果，儿女孙辈争相探望，是养老院里被拜访的"人气达人"，快乐地生活着。因此，对自己的资产永远控股，才会得到尊重，才会被爱。放弃资产就等于放弃被爱和被尊重。这无关孝逆，也无关善恶，人性使然，不要期望子女是孝子贤孙，要把他们当普通人。何况，财产最后都是他们的，只是给的时间和方式不同而已。守住本，不能吃光分光。等真的缺钱了，再向孩子们伸手要钱不是件容易的事。

第五是老友。人到老年要多与人来往，有个好朋友和伴侣一样重要，是享受贵族般的生活的一项秘诀。有朋自远方来，不亦乐乎。有时候约上几个老友，遛遛狗、逗逗鸟、跳跳舞、下下棋、喝喝茶、聊聊天，其乐无穷。老友常相聚，对活跃思想、愉快身心，大有裨益。网络构建了一个与远隔千里之外的人交往的平台，能更方便地与朋友交流、沟通。有人说，朋友是"不老丹"。老人长期独处会造成巨大的社会心理压力，甚至引起内分泌紊乱和免疫功能下降。要把握老同学、老朋友的见面机会，要珍惜老兄弟、老朋友的情分，见一次少一次。

第六是老来乐。老年依然要保持快乐的心态，这是强身健体的要诀之一。到了老年，就是活一天，乐一天；乐一天，赚一天。如果花钱能买到快乐，那就去学如何花钱；如果偶尔偷偷懒能换来快乐，那就学会科学地偷懒。反正，一切以让自己快乐为前提。

第七是做老好人。要有个好脾气，看什么都顺眼，听什么都顺耳。

第八是老来俏。"老来俏"，不仅是个人身心健康的需要，也是现代文明的需要。白发染黑，也就显得年轻许多；胡子勤刮，容光焕发。不仅美化了自己，愉悦心情，也美化了社会，成为一道"夕阳风景"，有益于身心健康。正如谚语所说"老要时髦少要乖"。

第九是和睦美满的家庭。如果条件允许，子女孝顺，三代同堂，亲密相处，会给老年人带来意外的精神乐趣。老人生病，或遇不顺心的事，只要孙子喊一声"爷爷""奶奶"，顿时愁散病消。

第十是做些力所能及的事情。体育活动、琴棋书画、栽花养鸟、美化环境，也可以从事些社会福利事业，老有所为。

二、选择适当的养老方式

当今社会人口的流动大，所谓养儿防老越来越困难，甚至变成了一厢情愿。以前的老人儿孙满堂，都同住一个村子，老人有个什么头痛脑热的，随喊随到，可是现在的乡村特别是偏远农村，都是老弱病残和儿童在留守，经济条件差，缺医少药，有个病痛只能硬扛，甚至有的老人病故了没人发现也不是奇闻。因为年轻人在外拼搏，一年除了春节回家与老人团聚，其余时间很少回家，有的甚至春节也难回家。即使在城市，空巢老人也比比皆是，儿女们在外打拼成家立业，与父母天各一方，试想老人重病在床儿女们能怎么办？卧病在床十天半月或者一两月还好，如果半年数载，久病床前的孝子怎么做？就算是儿女孝顺愿意床前侍候，他一家子的人，小孩上学要接送、学习要辅导，单位上班等着他，他们还有公婆，有岳父母；他们要生活，要学习，要工作，能天天陪伴着你？退一步说，即使他们愿意，作为做父母的你们愿意吗？父母的爱是绝对的，儿女的孝是相对的，不要指望儿女总在你身边。

养老还是要靠自己做主。别人给你的只是一片叶，自己做大树才可以乘凉。养老完全依靠别人，是不会有安全感的。无论是子女、亲人，还是朋友，都不会一直陪在你身边，你有困难时，也不一定会随时随地都能出现，自己要有所准备。

养老的方式多种多样，不管哪种方式都是为了健康地老去，优雅地度过人生的最后历程。要做好精神、思想和物质方面的准备。创造好条件，磨合好关系，使晚年生活和谐美满。即使生活已不能自理，甚至是临终时期，养老方式也是要在自己在头脑清楚时做好安排。选择最适合自己的养老方式。

（一）居家养老

能与老伴或新伴一起养老是比较好的一种方式，前提是家庭和睦。特别适合在生活不能自理时，有家人精心照顾。然而，问题也不少，服侍的人员中，年轻人是没有办法长期抛开家庭与工作来照料老人的，更多的可能就是70岁的"小老人"。年纪再大些的，那就只有请保姆照料了。

（二）社区养老

前提是社区服务健全，生活不能自理时，能够有全方位服务。

（三）养老院养老

各项设施比较健全，相对比较专业，经济负担也不少，不是所有家庭能够承担得了的。而且这样可能会与家人疏远。

（四）医院养老

专业程度比较高，对疾病能够及时治疗，但有人认为不能体现生命的尊严和意义。

（五）抱团养老

几个志趣相同的人走到一起过着养老生活，但是个人之间的关系如果处理不好，可能会带来许多不必要的矛盾。

（六）"互联网＋居家养老"，开启智慧养老时代

把"养老院搬回家"。进入家庭养老的老人，与普通社区老人相比在接受的生活照料服务上更加精细，更加人性化。参加这种养老的老人，通过一个养老服务平台（在老人的床头安装紧急呼叫按钮，手机上安装呼叫终端），对老人从早到晚全天候护理，包括衣食住行、康复护理、精神慰藉、文化娱乐，享受全方位精准养老服务。

（七）虚拟养老院养老

不提供床位，只提供服务。这种养老院没有一张床位，却能承载上万名老年人的养老需求。在甘肃兰州一家虚拟养老院，注册的老年人就有10万，几乎占兰州60岁以上老人的一半。它是由当地政府建立一个平台，当老人有需求时，拨一个电话到平台，平台就会给老人指派服务员为他们服务，同时对服务质量进行监督。实现了居家专业化养老，主要特点是全方位服务，如家政、维修、代购、代缴、咨询、旅游、餐饮配送等，应有尽有。虽然目前还在试行阶段，但我们相信随着信息技术的发展和社区硬件设施的加强，虚拟养老业将在未来中国养老服务产业中发挥巨大作用。

（八）合租房互助养老

几个有共同想法的朋友找一个小院子一起过着合租生活。大家聚集居住在一起可以互相照应，大家说说话谈谈心不感到孤单，这种养老方式灵活自由而且成本也比较低，高兴了就合在一起，不高兴就搬回家。来去自由、不受约束。同时还有以下几个优势：

1. 许多人住在一起热闹而不孤单，大家在一起每天都一块看电视、下棋、打牌，其乐融融。

2. 一起请保姆，掌握主动权。大家一起商量，想吃什么就吃什么，不用看别人的眼色行事。大家合租，费用平摊，养老成本大幅度降低。

3. 大家在一起，如果有人身体不适，其他人也能及时拨打120或者通知老人儿女，这种方法杜绝了待在养老院里遭到虐待或在家被保姆虐待等事件的发生。

这种养老方式在一些国家和地区变成一种时尚潮流。在德国，志趣相投的老人，问一句"我们'同居'吧"，就可以自愿组合在一起，搬进其中一方的家里，搭伴过起老年生活。天津郊外，有个"知青乐活大院"，这个农家3层木楼就把很多老人聚在一起，在里面组织了艺术工作室、茶艺队等，老人们可以凭兴趣结缘。

（九）时间银行

时间银行最早的倡导者是美国人埃德加·卡恩（Edgar Kahn），他希望"人们互助互惠、分享价值"的模式能为社会变革带来一些精神和经济效益。即用电脑量化、记录参与者的服务时间，以换取日后的回报。北美、欧洲和亚洲已有多个国家和地区的300多个社区尝试了时间银行模式。在瑞士，替老人做饭、铲雪、扔垃圾、写信、陪伴旅游的时间，都可以存进"时间银行"。瑞士将"时间银行"与养老服务挂钩，人们只要抽出时间去照顾老人，看护的时长就可以存入"银行"，等到自己年老需要照顾时再"取出"，享受同等时长的免费养老服务。这种既不依赖子女又减轻国家负担的方式颇受追捧，然而，现实情况或许没有预想的那么美好。

2007年，瑞士非营利组织施善基金会（Benevol）在小城圣加仑和阿彭策尔地区展开尝试：鼓励人们照顾陌生老人，并将做义工的时间积累起来，等将来自己年老或生病需要照顾时，再接受他人的义工服务。这个项目被形象地称为"时间银行"。参与者们一般每周进行两次上门服务，每次劳动两小时，任务包括替老人整理房间、购物及推老人出门晒太阳、陪聊等。一年后，时间银行统计出服务者的工作时长，并发给他们储蓄卡，当服务者需要别人照顾时，可以凭卡去时间银行支取"时间和时间利息"，换取免费服务。如果服务者直到去世也没用完卡中的时间，银行会把"余额"折算成一定的金钱或物质奖励，交给其遗产继承人。项目要求申请者需是健康、善于沟通、充满爱心的本地人，最重要的是时间充裕，因此服务者几乎都是退休人士。事实上，在这一项目中，主要是 60 多岁的老人在照顾 80 多岁的老人。2012 年，瑞士联邦社会保险部将之纳入国家政策，成立时间银行基金会，并整合了其他地区性公益团体的资源，包括新教和天主教会、妇女会、红十字会、老人服务机构和到家看护组织等。服务内容也变得更加丰富，除了协助做家务和陪伴、护送之外，还定期组织休闲活动，如参观、旅游、读书会和聚会。

在瑞士之前，1977 年，日本民间人士水岛照子在大阪成立"劳力银行"，参与者服务一小时可得到代币回馈。前法务大臣堀田力 1993 年首创的"照护门票"，至今已在日本各地扩展出 600 多个分部，成为该国规模最大、最具多样性的时间银行体系。同瑞士一样，"照护门票"体系中最活跃的服务者也是六七十岁的老人。

20 世纪 90 年代，时间银行进入了中国。上海市虹口区晋阳社区 1998 年就创立了"时间储存式为老人服务模式"。2013 年，武汉成立首家时间银行。2013 年，台湾新北市启动"布老时间银行"专案，口号是"存老本、顾未来"。2017 年 9 月，2114 名"布老志工"已累积服务超过 20 万小时。现年 70 岁的刘菊梅从 2014 年 2 月开始当志工，每天约做两小时，4 年间总共为 18 位老人服务了 2759 小时。2018 年，南京市鼓楼区"时间银行互联网服务平台"上线，志愿者可以在线"接单"。

在我国，时间银行还没有形成规模，发展面临重重困难。实行的地区只有几个，且各自为政，"账户"无法通存通兑。这意味着服务者一旦搬家，"存折"就沦为"空头支票"，而这正是各个国家和地区时间银行的通病。我国城市人口流动率高，在某地为老人服务几小时后，到其他地方是否仍然承认服务时间有效？这就要政府有一套完善的养老体系和政策来支持。制约时间银行推广的另一个重要原因是公众认知度不高，即使设置服务站也难以找到志愿者。

"时间银行只能稍微缓解养老的压力，并不是解决问题的长久之计，因为时间银行只能提供服务，无法承担全面的照顾……"

如果时间银行在固定的养老机构开展，许多弊端就可能克服。年轻的老人向时间银行贮存时间，当他需要服务时，立马取出。

通过时间银行养老，本质上是一种民间互助的循环服务模式，这对社会提出了很高的要求。如果人们缺乏义务感和认同感，人际关系淡漠疏远，行动就会十分困难，而时间银行着眼于许多年后的未来，更加挑战人们对社会的信任。

第二节　养老分步走

目前，我国人均寿命为76.1岁。要把这有限的岁月过好，还真要认真地盘算一下，以求尽可能不留遗憾或少留遗憾。要做好几件事：

1. 没有去过但又非常想去看看的地方，一定要趁早去，别犹豫。原因很简单，不是由于山高水长，而是自己力不从心的腿脚，将很快绊住自己。

2. 该抓紧办的事情，不论大小，不要拖沓，抓紧办。趁着还能"心血来潮"，有点"想起一出是一出"的激情，办了也就办了。没办的，大都也就办不成了。如有能力对亲朋好友能帮衬点就帮衬点，尽点微薄心意也未尝不可。

3. 深藏心中的故事，不论酸甜苦辣都要讲出来。千万别等到你心中想讲可嘴巴却不听使唤的时候，因为那一天可能会来得猝不及防。

4. 觉得应该记下来的事，要记录下来。

5. 对青春时代曾一往情深但未结良缘的梦中人，最好有个表白，不论哪种形式。哪怕只一句话也好。

6. 身体器官该省的地方，匀着使用。特别是胳膊、腿有过硬伤的，要学会"省着用"，延长健康的保质期。

7. 以快乐为标准的随心所欲。心气不可太高，欲望不要过强，要将随心所欲与顺其自然、随遇而安结合起来。喜欢就去做，别忘了，这辈子就只这一次。

在人生有限的时间里，虽为老骥，仍志在千里，伏枥远望，总要大江东去，金乌西坠。何况还有许多无法预测的状况会不期而至，这些状况多会降低老年人的幸福指数。所以，要让心中少点遗憾，多点满足，享受美丽人生。

人的一生是短暂的，当我们回忆起往事时，可以说是"弹指一挥间"，可爱的童年、拼搏的青年、快乐的老年，人的一生是精彩的，说过就过去了。但是，人生最难度过的时日——生活不能自理的时候，迟早是会来的。趁现在身体还好，头脑清醒，大体上分四阶段作好准备。

第一阶段：60～70岁，基本具备了享受人生的三大条件"金钱、时间、健康"，时不我待，稍纵即逝。喜欢吃就吃一点，喜欢穿就穿一点，喜欢玩就玩一点。不要再亏待自己，要把握住时机。孩子经济好是孩子的努力，孩子孝顺是孩子的感恩。可以拒绝他们的资助，但不要拒绝他们的孝敬。

第二阶段：过了70岁，没灾没病的，生活还能自理。但要知道这时自己已经老了，体力精力逐渐下降，反应也越来越差，吃饭要慢——防噎，走路要慢——防跌。不能再逞强，要照顾好自己。

不要再去管这管那，管儿管女，管第三代。管了一辈子，该管管自己，要悠着点，把自己的健康的状态尽量保持得好一点。给自己能够自主生活的时间尽量长一些，不求人的日子总好过些。

既要主观为自己、客观为别人，更要主观为别人、客观为自己。因为在未来的日子里，主观的比重将不可避免地越来越小，最后可能连吃喝拉撒都要由人摆布了。

第三阶段：身体不好了，要求人了，这个一定要有所准备，绝大多数人都逃不过这一关。心态要调整好，要适应。生老病死是人生常态，需要坦然对待。人生最后一段路没有什么好怕，早有准备就不会太难过。或是进养老院，或是居家养老，量力而行，酌情而办，早做准备。原则就是不要折磨子女，不要给子女心理、家务、经济添加太多的负担。自己多考虑一些，相信人生最后的旅程也会坦然度过。

第四阶段：也是人生最后的阶段。这时如果头脑清醒，疾病缠身而无法治愈，生活质量极差，要敢于面对。如果仅以延长生命为目的，而不能保证生命质量，那就坚决不要再抢救，不要亲友做无谓的浪费。过度的治疗，得到的可能是无尊严、无意义的生命。

第三节　走好人生最后一公里

优雅地老去，那是文化的境界；体面地老去，那是物质的支撑。优雅而体面地谢幕，那才是完美的人生。

人至暮年，时光苦短，岁月难再。人生不过三晃，一晃大了，二晃老了，三晃没了。现在，一晃、二晃都过去了，三晃正在进行时，当下的主要任务是让三晃尽量慢些。

天下没有长生不老的灵丹妙药。现代医学科技的发达，给予人类防治疾病和减缓痛苦的外力，有病该治就治，该吃药还得吃。过度的治疗，得到的是无尊严、无意义的生命，没有必要。

人生的来去，不过是幸运和遗憾的往复，不外是美好和烦恼的转换。生命是质量与数量的统一。质量第一，数量并不是生命的唯一追求。长寿的前提，是能自理，不麻烦或少麻烦他人。不然，则如孔子所言"长寿多辱"。"辱"就是失去了尊严。从古到今，人们追求长寿、富贵、康宁、美德、善终，"五福临门"。善终主要是指临终时不遭横祸，无病痛折磨，平生无憾，安详离世。

一、生活，随心所欲

老年之福，不再是占有、贪婪；这个福，也不由主观的设计、策划。

老来之福，在于随遇而安，及时行乐。一切的一切，恰到好处，缺了不可，过了便错。过去的，感恩；未来的，祈祷。其实，可以自主控制的东西很有限。

80岁以上的老人，不需要限制食物，不必减重，吃得下比较重要，爱吃什么就吃什么，可以吃到自己认为的人间美味，让自己活得更快乐一些，不要想真的再活500年。限制老人不能做这吃那，没必要，也没有任何科学根据。事实上，老人要吃好一点，吃健康一点，让他具有多一点对抗疾病、对抗忧郁情绪的能力。当然，前提是能吃得下，消化得了。每个老人都可以享受自己美好的最后一段人生，不留遗憾。

二、预立遗嘱

天有不测风云，人有旦夕祸福，因此，不要以为自己会永远年轻。要趁自己清醒时把所有重要的身后事全处理好。有些事情从退休之后就要有所考虑。特别是对于家庭重要财产要根据当地风俗、家庭实际以及法律条文，在充分保证老人养老需要的前提下，老两口秉着公平、公正的原则，统一意见后拿出切实可行的方案。然后征求子女及相关人员意见，平衡各方意见后，签订具有各方都能接受的、操作性强的、具有权威性的协议。在离世前把所有的存款、财产处理好，不要让存款或财产变成遗产，因为你留下的可能不是财富，而是遗恨或是祸根，甚至是争斗、是亲情毁灭，即使您留下一点点债务也未尝不可。要杜绝"人在天堂，钱在银行，子女在公堂"的局面出现。毕竟父母健在，根据父母的意愿，家产的分割各方都能容易接受。对于家产，如古玩、字画、珍宝、重要文档、存款、现金、股票、有价证券、债权、债务、存折等的保管、存放以及相关密码等情况，都要使子女及相关人员能直接或间接知道，做好预案，以防出现突发情况时，便于启动，避免出现不必要的麻烦。即使是独生子女，有些问题也要提出预案，不要给儿女留后患。

三、坦然面对生死

生老病死是人生常态，当坦然对待。到了人生后期，老朋友能见面就要见见。回忆回忆往事，谈论谈论当下，人的一生经历了多少风风雨雨，什么苦什么难都经过，最后的旅程也要坦然度过。

《窗外》《潮声》《水云间》作者——知名作家琼瑶谈对生死、健康、身后事的看法，值得借鉴。她说："我已经79岁，明年就80岁了！这漫长的人生，我没有因为战乱、贫穷、意外、天灾人祸、病痛……种种原因而先走一步。活到这个年纪，已经是上苍给我的恩宠。所以，从此以后，我会笑看死亡。"她的叮嘱如下：

1. 不论我生了什么重病，不动大手术，让我死得快最重要！在我能作主时让我作主，万一我不能作主时，照我的叮嘱去做！

2. 不把我送进"加护病房"。

3. 不论什么情况下，绝对不能插"鼻胃管"！因为如果我失去吞咽的能力，等于也失去吃的快乐，我不要那样活着！

4. 同上一条，不论什么情况，不能在我身上插入各种维持生命的管子。尿管、呼吸管，各种我不知道名字的管子都不行！

5. 我已经交代过，最后的"急救措施"，气切、电击、叶克膜……这些，全部不要！帮助我没有痛苦地死去，比千方百计让我痛苦地活着，意义重大！

琼瑶看身后事。"死后哀荣"是生者的虚荣，对于死后的我，一点意义也没有。下面是琼瑶对她"身后事"的叮咛。

1. 不要用任何宗教的方式来悼念我。

2. 将我尽速火化成灰，采取花葬的方式，让我归于尘土。

3. 不发讣文、不公祭、不开追悼会。私下家祭即可。死亡是私事，不要麻烦别人，更不可麻烦爱我的人——如果他们真心爱我，都会了解我的决定。

4. 不做七，不烧纸，不设灵堂，不要出殡。我来时一无所有，去时但求干净利落！以后清明也不必祭拜我，因为我早已不存在。何况地球在暖化，烧纸烧香都在破坏地球，我们有义务要为代代相传的新生命，提供一个没有污染的生存环境。

5. 不要在乎外界对你们的评论，我从不迷信，所有迷信的事都不要做。我不要"死后哀荣"，后事越快结束越好，不要超过一星期。等到后事办完，再告诉亲友我的死讯，免得他们各有意见，造成你们的困扰！

琼瑶看生死。"我会努力地保护自己，好好活着……我曾说过：'生时愿如火花，燃烧到生命最后一刻。死时愿如雪花，飘然落地，化为尘土！'我写这封信，是抱着正面思考来写的。我会努力地保护自己，好好活着，像火花般燃烧，尽管火花会随着年迈越来越微小，我依旧会燃烧到熄灭时为止。"

"至于死时愿如雪花的愿望，恐怕需要你们的帮助才能实现，雪花从天空落地，是很短暂的，不会飘上好几年！让我达到我的愿望吧！"

"人生最无奈的事，是不能选择生，也不能选择死！好多习俗和牢不可破的生死观念锁住了我们，时代在不停地进步，是开始改变观念的时候了！"

琼瑶谈亲人的临终救助。"为我欢喜吧……临终前摆脱了可能的所有病痛。谈到'生死'，我要告诉你们，生命中，什么意外变化曲折都有，只有'死亡'这项，是每个人都必须面对的，也是必然会来到的。倒是"生命"的来到人间，都是'偶然'的。"

"当然，如果横死、夭折、天灾、意外、战争、疾病……这些因素，让人们活不到天年，那确实是悲剧。这些悲剧，是应该极力避免的，不能避免，才是生者和死者最大的不幸！（这就是我不相信有神的原因，因为这种不幸屡屡发生。）如果活到老年，走向死亡是'当然'，只是，老死的过程往往漫长而痛苦，亲人"有救就要救"的观念，也是延长生命痛苦的主要原因！"

"我亲爱的中维和锈琼（琼瑶的儿子、儿媳），这封信不谈别人，只谈我——热爱你们的母亲，恳请你们用正能量的方式，来对待我必须会来临的死亡。时候到了，不用悲伤，为我欢喜吧！我总算走完了这趟辛苦的旅程！摆脱了我临终前可能有的病痛！"

国人忌讳生死，觉得很敏感，其实正视生死特别是正视死亡或许才是帮助我们活得更加健康、更加充实的方法。健康的人生或许也在于琼瑶所说的 12 个字：老得要慢，病得要晚，死得要快。

〔小贴士〕

五福：是指长寿、富贵、康宁、好德、善终。

长寿，是命不夭折而且福寿绵长；

富贵，是钱财富足而且地位尊贵；

康宁，是身体健康而且心灵安宁；

好德，是生性仁善而且宽厚宁静；

善终，是能预先知道自己的死期。临命终时，没有遭到横祸，身体没有病痛，心里没有挂碍和烦恼，安详而且自在地离开人间。

按照一般理解，只有五福全部合起来才能称得上幸福美满，缺少其中任何一项都是美中不足。

第七章　人生百岁不是梦

太平盛世的今天，健康地活过百岁并不是梦。社会进步、医学发展，人类平均寿命不断地在增长。史料记载，在公元初人类平均寿命不过 20 岁左右，至 18 世纪初升到 30 岁左右。唐朝人说，人到七十古来稀。现在，七十已不稀，八十不足奇，九十非遥远，百岁也可期——当然也并不容易。

随着人们生产生活方式的转变，原来长寿地区和一些寿星的长寿经验，现在已难以复制。试想现在，尤其是年轻人，谁还愿意在那贫穷落后的穷山沟面朝黄土背朝天，日出而作日落而息地干活？谁还能像过去山区人那样思想纯朴，以苦为乐，安于贫困？谁会每日粗茶淡饭，没有荤食，每日两餐，甚至午餐时也在田间地头劳作，还心甘情愿地待在家中服侍老人？这些都已经成为过去时。因此，今天的我们只能另辟路径，摸索一条适合现代人的长寿之路。

正如一个学生得个 60 分，轻而易举；得个 70 分、80 分也不难；但是要得个 90 分，那就要努把力了；要向 99 ~ 100 分奋斗，那就更不容易了。人的寿命也是一样，活个六七十岁不难，争取活 80 岁也不容易，能快乐无忧地活到 100 岁更非易事。最后大多数人都不是老死的，而是病死的。不过，也不必因为过去的不良生活习惯而气馁，毕竟现在做出改变还不算晚！改掉坏习惯，身体状态很快就会发生令人惊喜的变化，重要的是此刻你是不是决定改变！

第一节　破译长寿密码

一、长寿地区

（一）中国人均寿命长度呈自沿海向内陆递减的规律。

（二）平均植被覆盖指数（NDVI）高，森林资源和生物资源丰富，水土中富含硒、铁、偏硅酸等生命必需微量元素和矿物质，多重因素共同构筑了宜人居住的天然环境。

（三）纬度。居住地纬度越高寿命越长。高纬度高寒地区的人群比生活在赤道一带的人寿命长，除了经济因素外，环境温度低，新陈代谢减慢，能量消耗较低，寿命可随之延长。

然而在中国，南方人比北方人长寿，这可能与生活习惯有关。近三次全国人口普查显示，广西、广东、四川的百岁老人人数一直位居全国前三。沿海经济发达地区的长寿人口比西北一些省份长寿人口多；华南沿海的长寿老人比例高，地理区位特点显著。

对比南方人和北方人生活习惯等方面，发现有以下原因：

北方人口味重，喜欢高盐、高油的食物。相较南方，北方的胖人偏多，肥胖率达 35% 以上。东北、华北冬天比较寒冷，人体周围血管倾向于长期收缩，容易诱发各类心脑血管疾病，北方高血压患病率远高于南方。北方人爱喝酒，虽然适当喝酒可以活血化瘀，但长期酗酒，会增加糖尿病、高血压、血脂异常、痛风等疾病的风险。吃得太油腻、酗酒，也是食管癌和肝癌的元凶。

南方人有相对健康的饮食习惯，饮食清淡，低盐、少油、多粗粮。南方人爱喝茶，绿茶还是抗癌饮品。广西、广东、四川、海南这些长寿人口较多的地区，饮食注重花色品种和烹饪方式，一般不酗酒。华南地区蔬菜、水果、海鱼和海藻类产品丰富，这些食物有利于健康长寿。南方人性格相对温婉细腻。健康状况也受地理、气候等因素影响，华南地区冬季温和，没有严寒，便于老人过冬。南方很多地区植被丰富，大气中含氧量高，降雨丰富，空气湿润，有利健康。

二、长寿个人

百岁老人中有 43% 的人活到 80 岁时还没生过什么大病。老人越是高寿，反而越健康。

（一）遗传基因

若父母长寿，子女未必都长寿，但会从父母那里继承到一些好处，这正是拜遗传所赐。有一半百岁老人中其直系亲属或祖父母（外祖父母）也是高龄老人，长寿家庭具有祖传性。

1. 长寿基因　健康长寿的人体内都存在着长寿基因，其实每个人的体内都有长寿基因，但不是有了长寿基因就一定长寿，因为不是谁都能很好地激活长寿基因。首先，要控制热量。所谓控制热量，日本人的理解是节制饮食，中国人一般理解为减肥。这里的热量，指的是进食所有食物的总热量。其次，需要运动，坚持运动也能减轻体重。在控制热量和坚持运动的同时，躯体的能量不足，就会通过燃烧脂肪来提供能量，此时长寿基因可能被激活，达到长寿的目的。生活方式既能激活长寿基因，也能抑制长寿基因。

2. 出生时母亲年龄较小　芝加哥大学的科学家发现，出生时母亲年龄小于 25 岁的人活到 100 岁的概率是出生时母亲大于 25 岁的人的 2 倍。这可能是由于年轻母亲卵子质量较好，因此产生更健康的后代。

（二）社会

靠社会主义好、靠党和政府敬老政策好。这一点尤其得到了孤寡老人的一致认同。社会安定，家庭和睦，是百岁老人必不可少的条件。

（三）个人

1. 身体状况

（1）性别：女性有明显的优势。百岁老人中有 85% 的人是女性。女性带免疫调节基因的 X 染色体有两条，男性只有一条，因此女性免疫系统衰退较迟。女性体内的性激素，能抑制体内胆固醇的增多，从而减少动脉硬化的风险。女性直到绝经期后，这一趋势才减弱。因此，女性普遍比男性长寿。男性发生心梗、脑梗等疾病比女性早 10 年左右。

（2）身高体重：对健康活过百岁有影响。我国遗传学家对 90 岁以上老人调查发现：长寿者身高都在 1.26 ~ 1.58 米之间，体重在 40 公斤左右。美国历届总统中，矮者平均寿命 80.2 岁，高者平均寿命 66.6 岁，身高在 2.3 米以上的 9 个巨人，平均寿命 39.8 岁。

科学家认为，人类存在着一个适宜的高度，这个高度是：男性 1.65 ~ 1.68 米，女性 1.59 ~ 1.62 米。体重不宜超重或过轻，而且在一生中，体重变化很小。从青少年时期起，体重就要保持在正常范围。

（3）体型：百岁老人普遍身材矮小，体重较轻。梨形身材的人比苹果形身材的人长寿。裤带越长，寿命越短。老来瘦是长寿老人的共同特性。稍微瘦一点，能减缓衰老的进程。不过不要太瘦，太瘦了可能出现营养不良、免疫力减退，容易生病。但也有学者认为，到了 70 岁以后要稍微胖一点更好，抵抗力更强些。微胖既好看、有活力，又有福相、更长寿。

（4）心率：每个人的心率是不同的，有的人心脏每分钟只跳 60 多次，有的人却达 90 多次。每分钟相差 30 次，一天相差 4 万次！在其他系统基本正常的情况下，人的心率（在正常心率的低值）和寿命成反比。人的一辈子心跳次数是有限的，平均约 30 亿次，心跳到达一定次数，生命也就到头了。心率加快，新陈代谢就加快，细胞的分裂和老化也必然加快。比如：木讷的大象，心率每分钟 40 次，寿命 80 年；陆地上速度第一的猎豹，寿命却只有 20 年；乌龟的心率每分钟 10 次，寿命百年以上；而迅捷的老鼠，每分钟的心率 600 次，寿命却只有 2 年。能减慢心跳次数，则可延长寿命。因为身体在一定的时间内，需要的血液量是一定的，心跳一次的排血量增多，心脏跳动的次数就会减少，能使心脏在跳动后有较长的时间进行休息，不容易发生疲劳，为体力劳动储备力量，即使进行重体力劳动，也不致心跳过速。血液慢而有效地流动，满足人的血液循环需求，且长期稳定，功能健全的慢心率，则与长寿成正比。心脏跳得太快，会让心脏耗费太多力量，还可能发生心慌、头晕等不适，缩短寿命。

（5）肺活量：肺活量是指一次尽力吸气后，再尽力呼出的气体总量。大多数人的肺活量会随着年龄的增长而下降，而大多数的长寿老人几乎可以保持年轻时的肺活量。

2. 婚姻

拥有幸福美满的婚姻有益于延年益寿。有配偶的老人身体健康者所占比例为46.57%，体弱者占21.81%；无配偶老人身体健康者比例为39.64%，体弱者占26.82%。有配偶老人身体健康水平在总体上优于无配偶老人。有规律的性生活，有利于保持心态的健康。

要"和平"，不要"战争"。经常吵架和带有敌意，会对夫妻二人的免疫功能有一定的抑制。相反，美满的婚姻能起到保护健康的作用，拥有幸福的婚姻生活有利于保持心态的健康。

3. 家庭

"家"对人的心态与寿命有着无与伦比的作用，是百岁老人健康长寿最关键的一点。长寿要靠子女好，寿星身边有孝子。健康长寿的人往往都会有一些亲密的朋友，并且也很关心他人。

与晚辈同住的老人身体健康者比例较高，居住在敬老院的老人身体健康状况较差。

4. 受教育程度

接受过12年正规教育的人，要比受教育年限少于12年的人多活18个月。统计显示，拥有学士或更高学位的人，比高中没毕业的人多活约9年。原因可能是，受过高等教育的人更容易找到好工作，可以选择更健康的生活方式。

5. 职业

画家、音乐家、僧侣、乐队指挥、牧民寿命较长，而警察、专职司机、体育运动员、高危作业者、政治人员等往往寿命较短。究其原因，可能前者情感能充分释放，有利于肾上腺皮质和自主神经功能，后者一直处在精神紧张、竞争压力和高危环境中。愉快地工作、做积极有意义的事并勤奋工作的人活的时间最长。下岗失业、工作不稳定、工资过低等都会影响健康。与同事和老板的关系也会对健康产生重要影响。尽量选择自己热爱的职业，如果对工作产生厌恶的情绪，会增加患心脏病的危险。

6. 性格

长寿者大都乐观、豁达、随和、大度和直爽。因此"达观者寿""仁者寿""淳和者寿""从容者寿"。

（1）乐观：乐观者长寿，悲观者早夭。知足常乐，大凡长寿的人，多性格开朗，心胸豁达，处事热情，乐于工作，善于处理人际关系。相反，心胸狭窄、斤斤计较者不仅不能长寿，也容易出现健康问题。此外，对好事、喜事、高兴事的兴奋极致也应有所节制。"物极必反"，防止喜极而泣、乐极生悲。

（2）宽容仁慈：宽容，不论遇到什么烦恼事，都能坦然处之。仁慈，对人对事物拥有仁爱之心，行善积德合乎健康长寿的基本法则。

（3）精神支柱：在西方社会宗教信仰与健康有密切的关系。常去教堂的人不易患某些疾病，如中风、心脏病、肺结核和癌症等。推测宗教信仰可能有助于人们形成更健康的生活方式，提供更多的社会支持，更容易缓解人们的心理压力。

（4）淡泊名利：功名有如过眼云烟，有的人今天看似飞黄腾达，明天则有可能沦为阶下之囚。道家提倡"淡然"，莫为镜花水月而强求。一个人心宽大度、忘怀得失，自然就能远离是非、无忧无虑，度过一个逍遥自在的人生。

（5）行不过富：不能过度追逐金钱或为金钱所困，行不以金钱开道。当然，也并非排斥财富。

（6）怒不过暴：修心必先修德，养身须先制怒。历史上有"冲冠一怒为红颜""雷霆之怒动九霄"等故事。动怒小则误人误事、害人害己，大则干戈四起、祸国殃民。老子说得好，"以其不争，故天下莫能与之争"。但是适当发泄怒火比压抑怒火更有益于减压护心。

（7）责任心强：这类人做人谨慎、细心、耐心有计划，对待婚姻、工作、健康各方面，往往能做出正确的选择，喜欢接受新的挑战。生活更有条理、更自律的人活得更久。

7. 生活习惯

（1）良好的饮食习惯。

素食：人类的生理特征更适宜素食，如人的胃酸浓度只有某些肉食动物的1/20。自古代就有"素食者长寿"之说。

食不过饱：世界四大长寿区之一的秘鲁"长寿林"，那里的人长寿的主要原因是每天摄取的热量只有1200千卡，相当于欧洲人每天摄入热量的1/2，正所谓"常有三分饥，百病不相袭"。

"辟谷"是人们耳熟能详的道家养生方法，是指在一段时间内，甚至长期不食果蔬米面和烟火熟食。推荐少吃是对的，但"辟谷"，一般人切莫随意、盲目效仿。

（2）劳不过累："劳作有度，不使伤身"。要注意劳逸结合，无论身心都不能操劳过度。

（3）动静结合：气躁轻佻的人，少有长寿者；冥思静坐可改善人的健康状况，使思维更为敏捷。静养能保持阴气，减少耗散，使体内代谢率减慢。特别是中年之后，阴气（元气）耗散多，更需要通过静养——以静养阴，来保持阴阳平衡。

（4）住不过奢：居住环境要简单、接地气。

8. 经济条件

无论居住在农村还是城市，生活富裕的老人身体健康的比例较高。收入高能够享受更好的医疗保健、食物和环境等。伦敦大学科学家发现，中上等收入者体内的类固醇硫酸脱氢雄酮（DHEAS）水平更高。而DHEAS有助于改善记忆力、降低心血管疾病患病风险，延长寿命，在男性中尤为明显。

日本长寿专家白泽卓二认为：不老的密码之一，是在物质生活充足的现代，需要通过意志与自律来控制热量的摄入。不老的密码之二，是随着现代科技发展，体力劳动需要越来越少的情况下，要有意识地坚持运动。只有这样，才能有效地激活每个人体内都存在的长寿基因。

对于自身而言，遗传是无法控制的，但对遗传性疾病是可以进行预防的；我们也可以选择或规避气候因素；我们无法改变社会因素，但是生活上我们可以自己作主。我们无法控制生命的长度，但我们可以把握生命的宽度和高度。

总之，优秀的遗传基因，良好的生态环境，较高的健康意识，乐观的心理状态，必要的经济实力，合理的生活方式等诸多因素，加之未成年时父母的精心培育，成年后自己的悉心呵护，年老时儿女（或社会）的细心关照，三代人无缝接力，这就是一个人健康长寿的密码。

第二节　长寿从健康做起

当真正对自己的身体健康高度重视的时候，从哪里做起就成为我们当前迫切要了解的问题。

一、简单地判断你的身体好不好

除了具备通常的健康标准（参见第一章第一节）外，简单地看看是否有"六快""三良好""一个不"的特点。

（一）六快

1. 说得快。表达和思维同步，说话流利、表达清晰，说明头脑敏捷、反应速度快。反应速度是寿命最佳指示器，反应越快是身体协调能力越强的表现。

2. 走得快。走得快说明四肢肌力正常，心肺功能好，生命力旺盛。"看人老不老，先看手和脚""人老腿先老"。腿脚是健康的基石。腿脚灵便，步履轻松。走得快需要良好的体力，同时还需要良好的运动协调功能，两者缺一不可，能大步流星行走的人，最起码体力没问题，也没有脑血管疾病导致的共济失调，是身体好的表现。

3. 吃得快。有良好的胃口，不挑剔食物，能快速吃完一碗饭。说明人体消化系统功能好。

4. 睡得快。上床后很快入睡，少梦，睡眠质量高。醒后精力充沛，精神饱满，头脑清醒。说明神经系统功能好。

5. 拉得快。二便通畅，便于排毒。小便顺畅，说明泌尿系统功能好；大便准时（几乎在某一时间点长期不变）且"速战速决"，拉得快则直接反映肠道功能，说明肠蠕动有力、规律，所以排便迅速。一旦肠道功能紊乱，特别是消化功能下降，要么是腹泻，要么是便秘，后者更是很多老年人及不运动职场人常见的问题。

6. 疲劳恢复快。比较剧烈的体育锻炼、劳动或长途旅游后容易出现全身疲劳，但休息后能在数小时或一天内，迅速恢复精力，说明全身各器官功能好，各系统协调能力强。

（二）三良好

1. 良好的个性。性情温和，善待他人，善于接受新鲜事物。

2. 良好的处事能力。遇事不恼，遇难不急，机智沉着，应变能力强。

3. 良好的人际关系。文明礼貌，诚恳待人，乐于助人，无私奉献，不图回报。

（三）一个不

不容易感冒或者感冒后很容易恢复，同时天热也不易中暑。说明身体抵抗力强，血液中的抗体多，因此也不容易得传染病。

二、健康全面大清查

（一）进行身体全面大检查

全面体检。在医生的指导下，针对自身情况和检查结果，制订出一份如附后的《身体状况动态检查报告》。此报告的优点是：①及时全面掌握自己目前的身体状况。对于急需治疗的疾病，立即治疗，及早康复；对于一时不能治愈的疾病，在医生的指导下，进行密切观察，积极地治疗；对于一些潜在的倾向性问题进行防范。②把所患疾病逐年串联在一起，动态观察该病的发生、发展、转归并预测演变趋势，避免平常的体检结果凌乱。③及时记录治疗疾病的过程。

（二）进行一次安全大排查

对室内外进行一次全面的安全排查。如消防、电器、电线、水路煤气等各种开头、接头，地面防滑设施等，排除各种安全隐患。对居室周围的危房、古树、电力设施以及地质、水文状况、潜在的隐患（如塌方、泥石流等），全面清查并进行安全评估，记录在档，作出预案。

附：家庭常备药物器材

1. 常备内服药物

退热止痛药：阿司匹林肠溶片、对乙酰氨基酚片、布洛芬片等。

抗过敏药：氯雷他定片（2岁以上可用）、阿斯咪唑片（过敏性鼻炎、风疹等，无嗜睡反应。孕妇禁用）。

止咳药：枸橼酸喷托维林片（频繁干咳）、溴己新片（使痰液变稀易咳出）。

哮喘药：氨茶碱片、羟甲叔丁肾上腺素（喘可宁）。

抗菌药：诺氟沙星片、头孢拉定（呼吸道、泌尿道、肠道感染）。甲硝唑（厌氧菌感染、牙周炎及滴虫等）、复方新诺明等。

镇静、催眠药：地西泮（久服成瘾）、佐匹克隆等。

止晕药：茶苯海明（乘车、机前半小时服用）。

助消化药：多酶片（消化液分泌不足，造成消化不良）。

护胃药：雷尼替丁片（用于十二指溃疡、胃溃疡等）。

肠道解痉药：山莨菪碱。

腹泻药：蒙脱石散。

便秘药：乳果糖。

2. 常备外用药物

红药水：可用作皮肤擦伤、割伤及小伤口、黏膜的消毒。

碘酒：皮肤擦伤、毒虫咬伤、无名肿毒等症。

酒精：以75%浓度用于皮肤与体温表消毒。

高锰酸钾：0.1%溶液可用于肛裂、痔疮、妇女外阴炎症等。

风油精：能提神醒脑，可防治晕车、头痛及蚊叮虫咬等症。

金霉素眼膏：用于结膜炎、沙眼，也可用于鼻黏膜肿痛等。

止血、祛瘀药：云南白药。

创可贴：止血消炎，适用于切口整齐、表浅、不需要缝合的割伤。

皮肤细菌感染：莫匹罗星软膏、红霉素眼膏。

3. 常用器材：电子称重器、血压计、软尺、温度计、医用胶布、棉签、医用脱脂棉、无菌纱布、绷带。

注意事项：

各种药物要在医生指导下使用，必须看清说明书，了解其适应证、副作用和禁忌证，并严格按剂量和要求服用，注意有效期。一般只能临时、短期使用，备量不可过多，三五日量即可。根据医生建议及时更新。

三、养成健康的生活方式

健康行为准则：心理平衡、情绪稳定、生活规律、饮食清淡、戒烟少酒、睡眠充足。健康要从每一天做起，每天健康，一生健康。

1. 合理膳食　吃好三顿饭，三餐分配合理，七八分饱，忌暴饮暴食。烹调少用烤、煎、炸，多用蒸、煮、凉拌等方式。

一天吃的食物应遵循：

（1）谨记"六"字诀（一二三四五六）

一盘蔬菜（八两到一斤）；

两个水果；

三勺清油（不超过25克）；

四两米饭或四个馒头；

五种优质高蛋白：肉、蛋、鱼（50克肉，一个鸡蛋）、奶（牛奶半斤）、豆（豆腐一块或者一碗豆浆、豆腐脑）；

六杯水、六克盐。

（2）多吃"红、黄、绿、白、黑"

红：一天一个西红柿，喝少量的红葡萄酒，吃点红辣椒。

黄：胡萝卜、南瓜、红薯、老玉米等。

绿：饮料数茶最好，绿茶最佳。

白：燕麦（粉/片）。

黑：黑蘑菇、黑木耳、黑米。

（3）择食"三高""五低"。

三高：高新鲜度、高蛋白质、高纤维素。

五低：低糖、低盐、低脂、低胆固醇、"低刺激性"食物。

2. 适量、规律有效的有氧运动　如快走、游泳、打太极拳、跳舞等，散步是最简单的运动。雨中散步。冒着霏霏细雨逛街或散步是现代欧美人的一种时髦，有许多晴日散步不具备的健身作用。雨前残阳照射及细雨初降时所产生的大量负氧离子（有"空气维生素"的美称），令人心情舒畅。抬头挺胸。不仅令人有气质、看上去年轻而精力充沛，而且有助于减轻腰腿疼，减少脊椎的负荷，增加肺活量。种花种草、跳舞、钓鱼或游泳也是不错的健身运动。每坐55分钟就起来活动5分钟，要记住，久坐不动的人容易早死。

3. 睡眠充足　避免熬夜、昼夜颠倒。

4. 常晒太阳。

5. 每天要笑 30 分钟。

6. 静坐以思　忙中偷闲，静坐冥思有助解除神经性头痛。

7. 天伦之乐　"家"就是一个很好的解压场所。不论白天的工作多么烦躁，回家后积极调整好情绪。与亲人互动，和孩子一起玩游戏，和爱人一起做丰盛的晚餐，和父母欣赏一部电影或是一本书。

8. 多行善事　不以善小而不为，善事可以相互传递，形成良性循环。做好事的人会获得一种难以名状的心理满足，有助于强化人的免疫系统，调节身心，利于健康长寿。

9. 保持室内空气清新　不在室内抽烟，经常开窗通风。

10. 预防交通伤害，遵守交规。

11. 预防滑倒摔伤　注意在结冰路面、拐角、浴室等地方行走时的安全，特别是老人。独居老人和家人、邻居、社区的联系要畅通。

12. 防范火灾、煤气中毒等意外伤害　使用煤气应开窗通风，排查安全隐患，配备防火设施等；燃煤取暖谨防一氧化碳中毒。

13. 饱不洗头、饿不洗澡、冷水洗脸、温水漱口、热水泡脚。

14. 护好牙齿　饭后刷牙要雷打不动，不可随便拔牙，缺牙及时镶好或种植，没有牙齿不是美观的问题，而是影响咀嚼、消化，进而影响营养吸收和生活质量，当然影响长寿。

15. 使用手机等电子设备要限时，以不影响安全和健康为原则。

四、十大黄金保健的最佳时间

1. 刷牙　饭后 3 分钟。

2. 饮茶　餐后 1 小时。

3. 喝牛奶　中老年人睡前饮用，牛奶有催眠作用。

4. 吃水果　最好是在两餐之间，有利于控制食量，不宜空腹、饭后、睡前吃，上午好于下午，下午好于晚上。

5. 晒太阳　最佳时间是上午 8:00 ~ 10:00 和 16:00 ~ 19:00。此时，日光充足但不强烈，可使人体产生维生素 D，从而促进钙的吸收，防止骨质疏松。

6. 美容　皮肤的新陈代谢在 24:00 ~ 次日 6:00 最为旺盛，良好的睡眠能有促进新陈代谢和保护皮肤健康的功效。

7. 散步　饭后 45 分钟 ~ 60 分钟，以每小时 4.8 公里的速度散步 20 分钟，热量消耗最大，有利减肥。饭后两小时效果会更好。

8. 洗澡　晚上睡觉前，来一个温水浴（35℃ ~ 45℃），能使全身的肌肉、关节松弛，加快血液循环，帮助安然入睡。

9. 睡眠　午睡最好从 13:00 开始，容易入睡。晚上则以 22:00 ~ 23:00 上床为佳，因为人的深睡时间在 24:00 至次日 3:00，人在睡后一个半小时即进入深度睡眠状态。

10. 锻炼　傍晚最为有益。因为人的体力发挥或适应能力，以下午或接近黄昏时分为最佳。此时，人的味觉、视觉、听觉等最敏感，全身协调能力最强，尤其是心率与血压都较平稳，最适宜锻炼。

五、健康完美的一天的时间表

7:00：迎着朝阳起床。喝一杯温开水，补充晚上的缺水。

7:00 ~ 7:20：早饭之前刷牙。可以防止牙齿的腐蚀，因为刷牙之后，可以在牙齿外面涂上一层含氟的保护层。也可以等早饭之后半小时再刷牙。

7:20 ~ 8:00：营养全面而丰富的早饭，使一整天充满活力。

8:30 ~ 9:00：避免剧烈的运动，走路上班是很好的选择。

9:00 ~ 10:00：头脑最清醒，用来做一天中最重要、最困难的工作，工作效率高。

10:30：让眼睛休息 3 分钟，做做眼保健操，舒缓眼睛。使用计算机工作，每工作一小时，就让眼睛离开屏幕休息一下。

11:00：吃点水果（有条件）。

12:00 ~ 13:00：午餐，吃饱、吃好。足够的蛋白质，豆类最好。

13:00 ~ 14:00：午休一小会儿，30 分钟左右为宜。

14:00 ~ 16:00：做些创意性的工作，最好能喝上一杯酸奶。

17:00 ~ 19:00：锻炼身体。根据体内的生物钟，此时是运动的最佳时间。

19:30：晚餐，少吃点。

20:00：看电视或看书，放松一下，有助于睡眠，不要躺在床上看，会影响睡眠质量。然后，洗个热水澡。

22:00 ~ 23:00：上床睡觉。如果早上 7:30 起床，此时入睡可以保证享受 8 小时充足的睡眠。任何试图更改生物钟的行为，都将对身体造成影响。

附：

身体状况动态体检报告（例）

姓　名：黄××

血　型：O型（Rh 阳性）

过敏药物：无

制表日期：2016 年 06 月 15 日

表1　　　　　　　　　　　目前重要疾病情况

日　期	疾病名称	治　疗	转归	备　注
2016 年	①左肾结石 ②临界高血压 ③心肌缺血 ④胆囊炎、胆囊结石			重点监测：胆肾结石、血压、胃炎
2017 年	①左肾结石、轻度积水 ②临界高血压 ③心肌缺血 ④慢性浅表性胃炎 ⑤基底动脉供血不足 ⑥胆囊结石微创术后	11 月 28 日胆囊结石微创术		重点监测：胆肾结石、血压、胃炎
2018 年	①左肾结石、左肾积水 ②临界高血压 ③心肌缺血 ④慢性浅表性胃炎 ⑤腔隙性脑梗死 ⑥胆囊结石微创术后	4 月 8 日脑梗住院		重点监测：肾结石并积水、血压、胃炎、脑梗死

表2　　　　　　　　　　　　　　　　基本信息

| 姓名 | 黄×× | 性别 | 女 | 出生日期 | 1961.12.10 | 身份证号 | 43042519611210**** |

家族史	父亲生于1921年9月15日，因胰腺癌故于1997年3月，享年75岁。母亲生于1922年10月13日，因老年性疾病于1999年2月1日病故，76岁
婚姻史	1984年结婚
生育史	孕2生2　一男一女
传染病史	无
特殊病史	无

表3　　　　　　　　　　　　　　例行体检（体格检查）

项目			日期		
			2016.06.03	2017.07.12	2018.9.15
头颈	五官	眼 耳 鼻 喉 口腔	正常	正常	正常
	脑血管彩超		正常	基底动脉供血不足	基底动脉供血不足
	颈	甲状腺	正常	正常	正常
胸	肺	胸片	双肺纹理增多	正常	双肺纹理增多
	心	心电图	心肌缺血	心肌缺血	心肌供血不足

续表

项目		日期		
		2016.06.03	2017.07.12	2018.9.15
腹腔	胃 肝胆脾胰 肾 肠道	胆囊炎 胆囊结石 左肾结石	胆囊切除 左肾结石， 左肾轻度 积水	胆囊切除 左肾结石， 左肾积水
生殖系统		正常		
运动系统	脊柱 四肢	正常		

表4　　　　　　　　　　例行体检（实验室检查）

项目	时间		
	2016.06.03 （检测值 / 正常值）	2017.7.12 （检测值 / 正常值）	2018.09.15 （检测值 / 正常值）
肝功能	总胆红素 12.7 μ mol/L/ 17.1 μ mol/L；	正常	正常
肾功能	正常	正常	正常
血脂	总胆固醇 5.14 μ mol/ L/5.3 μ mol/L；低密度脂蛋白 3.05 μ mol/L/0 ～ 3.1 μ mol/L	正常	正常
血糖	正常	正常	正常
血常规	正常	正常	正常
尿常规 粪便常规	正常	正常	正常

备注

表5 监测（肝脏B超对比分析）

日期　医院	结论	肝	胆	备注
2016.06.11 × 县人民医院	①胆囊结石 ②胆囊炎		结石 22×10mm 壁毛糙	王 × 医生
2016.09.01 × 县人民医院	①胆囊结石 ②胆囊炎		结石 24×10mm 壁毛糙	王 × 医生
2017.03.23 × 县人民医院	①胆囊结石 ②胆囊炎		结石 24×10mm 壁毛糙	王 × 医生
2017.10.11 北京三院 门诊	①胆囊结石（颈部嵌顿可能）②胆囊壁不光滑、增厚——慢性炎症可能性大	未见占位性病变	7.8×2.6 壁不光滑增厚，颈部腔内见 2.4 厘米强回声，不随体位移动	盆腔未见明显肿物景象
2017.10.11 下午 北京三总院 急诊科	**核磁共振** 急性胆囊炎，胆囊结石，伴嵌顿可能，肝囊肿？左肾上极部分肾盏积水			
2018.11.6 × 县人民医院	①胆囊切除			

表6　　　　　　　　　　监测（肾脏B超对比分析）

日期 医院	结论	右		左	
		肾	输尿管	肾	输尿管
2016.6.11× 县医院	左肾结石			左肾强光团，大小 7×6mm	B超 双肾形态、大小正常 ×医生
2016.9.1× 县医院	左肾结石			左肾强光团，大小 9×7mm	
2017.10.11 北大三院 门诊	左肾结石			左肾可见多个强回声，大者1.5厘米	
2018.11.1× 医院	左肾多发性结石			左肾可见多个强回声，大者1.6厘米	

表7　　　　　　　　　　　　　　　　**监测（血压记录）**

日期	测量值（mmHg）	日期	测量值（mmHg）	日期	测量值
2016.11.05	146/78	2018.01.04	142/76		
2016.12.12	145/70	2018.02.07	148/78		
2017.01.23	145/75	2018.03.09	146/74		
2017.04.26	145/80	2018.05.06	145/75		
2017.07.21	138/80	2018.07.12	149/77		
2017.09.15	145/73	2018.08.23	146/78		
2017.11.27	142/78	2018.10.18	148/80		

表8　　　　　　　　　　　　　　　　**监测（体重指数）**

日期	体重（kg）	身高（m）	体重指数 kg/m²	评价	日期	体重	身高	体重指数	评价
2016.01.25	51.0	1.58	18.9	正常					
2016.10.12	51.5	1.58	20.6	正常					
2016.06.14	51.0	1.58	18.9	正常					
2017.03.26	50.5	1.58	20.2	正常					
2017.09.17	51.0	1.58	18.9	正常					
2018.02.25	51.6	1.58	20.7	正常					
2018.12.01	52.0	158	20.8	正常					

临床常见一些检查结果分析

1. 体重指数增高

（1）体重指数（BMI）：体重(kg)÷身高(m)的平方。BMI ≥ 24 为超重，≥ 28 为肥胖。

（2）饮食宜低脂肪、低糖、低盐，控制主食量，辅以适量优质蛋白（鱼、蛋、奶类等）以及各种蔬菜。

（3）加强运动消耗多余脂肪：可依年龄及身体状况，选择适合自己的运动方式和运动时间，以达到减轻体重的目的。

（4）推荐运动三要素：频率，每周至少三次；强度，心率达到（170 - 年龄）次/分；时间，平均每次半小时以上。运动以微汗为宜。

2. 屈光不正　包括远视、近视及散光三种类型。注意用眼卫生；用眼时间稍长可适当闭目休息或做眼保健操和远眺；定期检查视力，建议到正规医疗机构验光，配戴合适的眼镜。

3. 甲状腺囊肿　多为甲状腺瘤、甲状腺结节等变性坏死，出血及囊性变而形成甲状腺囊肿。多见青年女性，多为单发，亦有多发，局限于一侧腺体内，质地坚硬、界清、光滑，随吞咽上下活动，超声检查有液性暗区，建议乳甲外科诊治。

4. 颈椎退行性变　是颈椎病发病的主要原因，其中椎间盘退行性变尤为重要，是颈椎诸结构退行性变的首发因素。平日注意加强颈部肌肉锻炼，学会自我按摩，也可以到骨科咨询专业医务人员。

5. 心电图

（1）窦性心动过缓：指心率 < 60 次/分。可见于生理情况如运动员、正常人睡眠状态时。也见于病理情况如窦房结病变、房室传导阻滞、甲状腺机能减退及药物影响等。若心率 < 50 次/分或有头晕、胸闷时，应结合心电图检查，建议到医院心内科就诊。

（2）T波改变：①轻度升高，一般无重要意义。②显著升高，可能为心梗急性期、高血钾。③低平/倒置，可能为心肌损伤、心肌缺血、低钾等。④ T 波明显倒置且两支对称，有可能是急性心肌梗死、慢性冠脉供血不足、左室肥大。

6. 脂肪肝 是由于体内过多的脂肪沉积在肝脏所致，常因嗜肉食、过量饮酒及肥胖或糖尿病等引起，可造成消化功能异常或肝脏代谢解毒功能下降，若继续发展，可能会出现肝纤维化或肝硬化。常见于代谢障碍性疾病。如肥胖、血脂异常（以甘油三酯增高为主）、肝炎及糖尿病等。亦常见于经常饮酒者。

建议：①低脂饮食，以低糖、低脂、低盐、高蛋白质、高维生素为原则，少吃油炸煎烤类食物。②限酒。③慎用对肝有损害的药物。④坚持有氧运动，如快步走、慢跑等，促进脂质代谢，控制体重。⑤每年复查一次血脂、肝功能、肝脏 B 超；伴有高脂血症应及时到消化内科就诊。必要时药物治疗，防止肝硬化发生。

7. 肝血管瘤 最常见的是肝海绵状血管瘤。多为先天性血管发育异常所致。大多为先天性疾病，有单个或多个的，一般 2 ~ 3cm 内，不影响日常生活和工作，无须治疗，半年或一年复查一次即可；过大的肝血管瘤，有压迫肝脏或周围器官，或影响血液循环风险的，可手术切除。

8. 肝、肾囊肿 是一种良性的囊性病变，多数是先天性的，可以是单发或多发，较小者没有任何症状，不需要治疗，半年或 1 年复查一次即可；过大者（＞5cm），有压迫症状或有炎症的，可作穿刺手术。

9. 脾大 见于肝硬化、血液疾病、寄生虫病、细菌感染，亦可见于正常人。

10. 肾错构瘤 又称肾血管平滑肌脂肪瘤，是由异常增生的血管、平滑肌及脂肪组织，按照不同比例构成的，是一种良性肿瘤，绝大多数错构瘤患者没有明显的症状。小于 4cm 时可以不治疗但要密切观察、随访；大于等于 4cm，则应到泌尿科就诊。

11. 天冬氨酸氨基转移酶（AST） 仅单项 AST 升高，可素食 3 天 ~ 1 周后，复查肝功能。

12. 血清总胆红素（STB） 是由直接胆红素（CB）与间接胆红素（UCB）组成，可以判断黄疸及其类型。

（1）判断黄疸程度：

隐性黄疸：STB ＞ 17.1μmol/L，但 ＜ 34.2μmol/L。

轻度黄疸：STB 34.2 ～ 171μmol/L。

中度黄疸：STB 171 ～ 342μmol/L。

重度黄疸：STB ＞ 342μmol/L。

（2）判断黄疸类型：

溶血性黄疸：总胆红素升高＋间接胆红素明显升高。

胆汁淤积性黄疸：总胆红素升高＋直接胆红素明显升高。

肝细胞性黄疸：三者均升高。

13. 高脂血症 血脂主要指血中的胆固醇和甘油三酯。若总胆固醇（T-chol）＞ 5.69mmoL/L、甘油三酯（TG）＞ 1.7mmol/L，可诊断为高脂血症。

高甘油三酯血症是冠心病的危险因素之一。与动脉粥样硬化、急性胰腺炎、糖尿病有关，当 TG 升高至 5.65mmol/L 时，有发生急性胰腺炎的可能。高于 11.4mmol/L 时发生急性胰腺炎的风险增加。检前禁食 12 小时，饮食太油腻或摄入脂肪太多都影响化验结果，甚至太高无法检测，也可以保持清淡饮食 3 ～ 7 天后复查。如仍高于正常值，建议戒烟、限酒、低脂、低胆固醇饮食（如少吃油腻及煎烤类食物，少吃动物内脏等，多食蔬菜水果），加强运动，促进脂质代谢。如血脂仍持续增高，建议到医院就诊，行降脂治疗，以降低急性胰腺炎的风险。每 3 ～ 6 个月复查血脂和肝脏 B 超。（血脂参考值各实验室有差异）

14. 高尿酸血症、痛风 血液中的尿酸值若持续超过正常值，会导致高尿酸血症，这些尿酸盐沉积于关节腔内形成结晶，易引起炎症反应，造成关节肿胀、疼痛或变形，即为痛风。

尿酸增高多因饮酒、高蛋白或过食高嘌呤食物等引起，提示嘌呤代谢紊乱和（或）尿酸排泄障碍，可为无症状的高尿酸血症；常与肥胖、高血压病、高脂血症、冠心病、2型糖尿病等代谢性疾病并存，也是动脉硬化的危险因素。应及时调整饮食结构，忌食高嘌呤食物，如动物内脏、鱼卵、蟹黄、海鱼、豆类、香菇等，多喝水，多吃粗粮、奶制品、蛋类及水果蔬菜等低嘌呤食物，减少饮酒量。建议动态观察，定期复查血尿酸（复查前三天不吃高嘌呤食物）。若持续增高，需到内分泌专科诊治。

15. 幽门螺杆菌（Hp）阳性　提示幽门螺杆菌感染，该菌系慢性胃炎、消化性溃疡、胃黏膜相关淋巴样组织淋巴瘤的主要致病原。通过口—口、粪—口途径传播，多在一起生活的家族成员中传播，随着年龄增加，感染率增加。

16. 子宫肌瘤　是女性生殖系统中最常见的一种良性肿瘤，主要是由子宫平滑肌细胞增生而成。雌激素是促使肌瘤生长的主要因素，绝经后，由于卵巢功能明显衰退，肌瘤大多自行缩小。多数患者无症状，仅在盆腔检查或超声检查时被发现，每年复查妇科B超即可；部分可表现为经量过多、经期延长而引起的慢性失血性贫血。

注：各化验室的参考值不尽相同。

图书在版编目（CIP）数据

现代健康长寿之路 / 朱诗家，朱昕著. --北京：华夏出版社有限公司，2021.1

ISBN 978-7-5222-0040-8

Ⅰ. ①现… Ⅱ. ①朱… ②朱… Ⅲ. ①长寿－基本知识 Ⅳ. ①R161.7

中国版本图书馆 CIP 数据核字（2020）第 222952 号

现代健康长寿之路

著　　者	朱诗家　朱　昕
责任编辑	梁学超　韦　科
责任印制	顾瑞清

出版发行	华夏出版社有限公司
经　　销	新华书店
印　　刷	三河市少明印务有限公司
装　　订	三河市少明印务有限公司
版　　次	2021 年 1 月北京第 1 版
	2021 年 1 月北京第 1 次印刷
开　　本	720×1030　1/16 开
印　　张	16
字　　数	213 千字
定　　价	59.00 元

华夏出版社有限公司　地址：北京市东直门外香河园北里 4 号　邮编：100028
网址：www.hxph.com.cn　电话：（010）64663331（转）

若发现本版图书有印装质量问题，请与我社营销中心联系调换。